암환아 부모의 불확실성에 대한 이해
(Uncertainty in Parents of Children with Cancer)

암환아 부모의 불확실성에 대한 이해

(Uncertainty in Parents of Children with Cancer)

오 원 옥 著

한국학술정보㈜

책머리에

소아암은 이제 더 이상 불치의 병으로 보지 않는다. 오히려 생명 위협적인 만성질환의 관점에서 대상자들을 바라보고 돌보는 것이 옳다고 생각한다. 따라서 과거처럼 시한부 인생을 살면서 생을 안타깝게 마감하는 빈도는 줄었으나 상대적으로 계속되는 치료와 질병 과정으로 인해 평생의 고통을 감내해야 하는 경우가 많다.

특히 '암'과 관련된 만성적 질병 상황은 암환아 자신뿐만 아니라 가족 구성원 전체에게 늘 살얼음 위를 걷는 듯한 불안한 마음으로 생을 살아가도록 한다. 즉 언제 어떻게 될지 한치 앞을 내다볼 수 없는 불확실성(uncertainty)속에서 살고 있다 해도 과언이 아니다. 특히 어린 아동들은 성장발달이 미완성 상태이기 때문에 아동과 가족이 경험하는 불확실성은 더욱 크다.

이제까지 만성질환자와 가족을 대상으로 이들이 가지고 있는 '불확실성'에 대한 수많은 연구가 수행되었으나, 불확실성 경험 과정에 초점을 두어 그 실체 파악을 시도한 연구는 많지 않다. 과연 '암환아 가족과 부모가 경험하는 불확실성 과정은 어떠한가?, 질병 경험 과정에 따라 다른 양상의 불확실성을 경험하지는 않을까?' 이것은 저자가 임상 현장에 근무할 때부터 암환아 가족을 돌보면서 늘 마음속에 탐구해 보고 싶은 간호 현상이었다.

이를 탐구하기 위해 본 저자는 방법론적 Triangulation과 근거이론 접근을 시도하였다. 즉 양적 접근과 질적 접근을 동시에 수행하였는데, 불확실성 척도를 이용한 수량적 접근으로 참여자들의 불확실성 정도를 규명한 후, 그 정도에 따라 질적인 방법으로 근거이론적 연구를 적용하였다.

「서론」에서는 암환아와 가족이 어떤 신체적, 정신적 고통을 경험하는지 그리고 암환아와 가족에게 나타나는 불확실성이라는 간호 현상이 왜 탐구되어야 하는지에 대해 기술하였다. 특히 Mishel(1988)이 개발한 불확실성의 이론적 기틀에 비추어 볼 때, 본서에서 다루고자 하는 불확실성의 속성과 범주들이 어떤 의미를 지니는지에 대해 자세히 기술하였다.

「본론」의 제1장에서는 이제까지 수행된 불확실성의 개념적 의미를 문헌고찰을 통해 깊이 있게 탐색하여 정리하였다. 제2장에서는 이제까지 국내·외에서 수행된 만성질환 및 암환아 가족의 불확실성에 대한 연구결과를 중심으로 정리하여 기술하였다. 제3장에서는 본서에서 탐구하고자 하는 암환아 부모의 불확실성 경험에 대한 심층적 탐색을 위해 사용하고 있는 방법론적 접근 즉, Triangulation 연구방법과 근거이론 접근에 대해 소개를 하고 있다. 마지막으로 제4장에서는 본 저자가 직접 암환아 부모와 면담한 근거 자료를 분석하여 최종적으로 '암환아 부모의 불확실성 경험에 대한 실체이론'을 제시하고 있다. 즉 개방 코딩, 축 코딩, 선택적 코딩, 과정분석 및 상황모형을 제시하였고 방법론적 Triangulation 결과에 따라 불확실성의 정도에 따른 유형을 제시하였다.

「결론」에서는 위에서 드러난 실체이론을 중심으로 저자의 결론과 제안점을 기술하였다. 비록 본서가 암환아와 부모의 불확실성 경험 과정에 대한 초기의 실체이론이기는 하나 진단의 시점부터 질병의 과정 중 시간의 흐름에 따라 변화하는 다차원적인 불확실성을 경험하는 참여자들에 대한 깊이 있는 이해와 추후 연구진행에 대한 방향성을 제시해 줄 수 있으리라 기대된다.

어려운 상황에서도 기꺼이 심층면담에 응해주었던 암환아 부모들에게 늘 감사하고 미안한 마음이 있었는데, 이렇게 출판을 하여 세상에 드러냄으로써 감사의 마음을 다시 한번 진심을 담아 전하고 싶다. 또한 임상 현장에서 다양한 불확실성 속에 투쟁하고 있는 암환아와 가족들에게 이를 극복하고 더 나아가 힘이 되어 줄 수 있는 의료인이 되도록 하는 데 본서가 작게나마 지침이 되었으면 한다.

2006년 1월

저자 오 원 옥

차 례

표 목차

그림 목차

서 론

　본서는 암환아를 돌보는 부모들이 암의 진단부터 치료 과정을 수행하는 동안 경험하는 불확실성 경험 과정에 대한 구체적이고 깊이 있는 이해를 드러내고자 계획되었다. 최근 의학 기술의 비약적 발전은 암과 같은 생명 위협적인 질환아 생존율의 괄목할 만한 증가를 가져왔다(Heath, 1996). 암환아 생존 기간의 연장은 만성적인 간호 요구 상황을 가져왔고 이로 인해 그 가족 구성원들은 과거와는 또 다른 양상의 가족 스트레스에 직면하게 되었다. 과거 암환아 가족의 가장 큰 스트레스는 암진단 후 임박한 죽음에 대한 준비 또는 죽음으로 인한 정서적 문제들과 관련된 것들이었다. 그러나 최근에는 이러한 죽음 준비와 관련된 급성적 위기 상황보다는 만성적 상황과 관련된 문제들이 간호 문제로 대두되고 있다.

　암으로 진단 받은 환아의 가족은 이제까지의 일상적인 생활양식과 미래에 대한 기대의 변화가 불가피하며 생소한 의학적 용어, 질병의 심각성, 갑작스럽고 낯선 입원 환경, 불충분한 정보와 이해 등으로 더욱 혼돈스러운 상황에 빠질 수 있다(Hilton, 1992; Mishel, 1988). 뿐만 아니라 죽음까지는 얼마나 시간이 있는지, 완전히 회복될 수 있는지 등 아동의 예후와 관련된 불확실성과 계속되는 치료 절차, 언제 직면하게 될지 모르는 응급 상황, 재발 등과 관련된 만성적인 불확실성에 직면하게 된다.

　또한 암환아의 경우는 성인과는 달리 성장 발달과 관련된 문제도 복합적으로 경험하게 된다. 즉, 암환아 부모는 환아가 암으로 인한 지속적인 치료와 그에 따른 부작용 및 증상의 완해(remission)와 악화 과정을 통해 과연 정상적으로 성장할 수 있을지 또는 정상적인 정서 발달

이 이루어 질 수 있을지 등의 성장 발달과 관련된 불확실성도 함께 경
험한다(Cohen & Martinson, 1988; Sharkey, 1995).

결국, 암환아 부모들은 환아에게 암이라는 진단이 내려진 이후 환아
의 질병 과정이 진행됨에 따라 지속적이고 모호한 불확실성 상태에서
살아간다고 볼 수 있다. 이러한 불확실성은 환아 부모들에게 불안과
두려움, 치료 결정에 대한 양가감정, 상황에 대한 무력감 및 절망감을
초래하게 한다. 또한 이로 인한 슬픔이 심화됨으로써 환아의 적절한
치료는 물론 돌보는 부모나 가족 전체가 위협을 받는 악순환을 거듭하
게 된다. 그러므로 불확실성은 부모들의 상황 판단력을 위협하여 현
상황에 대한 인식을 어렵게 하고 가족의 통제감을 상실케 한다. 결국
이러한 결과들은 환아의 치료와 관련된 의사 결정에 있어 혼돈감을 초
래할 뿐만 아니라 처해진 상황에 대해 바람직하게 대처하는 데 부정적
인 영향을 미칠 수 있다.

이를 통해 볼 때 불확실성은 만성질환아 가족이 경험하는 가장 주요
한 간호 문제이며 특히 만성적이고 생명 위협적인 암과 같은 질병 상
황에서는 가족의 역할 변화, 생활방식의 변화 등이 불가피하게 되므로,
암환아 가족 간호의 가장 중요한 과제는 불확실성의 극복과 관련되어
있다고 볼 수 있다.

Mishel(1988)은 불확실성은 질병 경험과 관련된 친숙하지 못한 사건,
예측할 수 없는 증상, 불명확한 설명, 정보의 부족, 확신할 수 없는 치
료의 효과, 그리고 질병 진행 과정에 대한 회환 정보의 부족에 의해
생성되는 것으로 질병의 회복에 의미있는 영향을 미치는 요인으로 정
의하면서 불확실성에 관한 이론적 정립을 시도하였다.

그러나 Mishel(1988)의 초기 불확실성 모델은 병원 입원과 같은 급성
적 상황을 기반으로 구축되어 불확실성을 초래하는 사건들을 단기적 혹
은 단일 요소로 조망하였다. 그러므로 불확실성이 계속적으로 존재하면
서 시간이 지남에 따라 변화되는 과정적인 속성을 나타내는 만성질환의

경우에는 Mishel의 불확실성 모델을 적용하는 데 한계가 있다는 점이 지적되고 있다(Cohen, 1995a; Hilton, 1992; Loveys & Klaich, 1991; Mast, 1995).

또한 불확실성이 미치는 정서적 영향에 대해서도 주로 질병과 관련된 불확실성의 부정적인 측면, 즉 불안, 염려, 두려움 등에 관해서 언급해 왔으나 1990년대 이후 몇몇 연구에서 불확실성의 긍정적 측면을 논의하기 시작하였다. Hilton(1992)은 심각한 상태하에서도 진단이나 심각성의 확신 부재 즉, 불확실성으로 인해 오히려 잘 될 것이라는 기대를 가져올 수도 있다고 언급하였고, Mishel(1990) 역시 불확실성은 기회적이고 긍정적인 요소로도 기여할 수 있다는 가능성을 새로이 제시한 바 있다.

그러므로 불확실성은 급성적, 만성적 상태 모두에서 나타날 수 있는 인지적 상태로 시간의 경과에 따라 변화되는 속성을 지닌 개념으로 볼 수 있으며 불확실성의 인지 정도는 대상자의 대처 전략 선택에 영향을 미치는 중요한 요소라 할 수 있다. 또한 불확실성은 부정적 영향만 미치는 것이 아니라 경우에 따라서는 오히려 개인의 내적 자원을 자극시켜 줄 수 있는 긍정적 요인으로도 기여될 수 있다. 또한 불확실성에 관한 이제까지의 대부분의 연구들은 Mishel(1988)의 이론적 모델에 근거하고 있다. 불확실성의 선행 요인으로는 증상의 유형, 사건의 친숙성, 교육 수준, 지지 여건, 가족 강도와 같은 개인적 또는 상황적 요인들과의 관계가 확인되었다. 불확실성의 인지 평가 영역에서는 스트레스, 불안, 우울, 분노, 희망과 같은 정서적 반응 등과 같은 변수들과의 관계 규명이 시도되었으며, 불확실성의 대처 및 적응에 대해서는 사회적 지지의 이용, 이해, 회피, 대처 방식, 양육 태도, 적응 양상과 관련된 요인들과의 관계를 규명하는 연구들이 수행되었다(민영숙, 1994; 박은숙, 1996; 소향숙, 1996; 유경희, 1996; 유명란, 1994; 인주영, 1989; 최은숙, 1994; Bailey & Nielson, 1993; Bennett, 1993; Braden, 1990;

Buelow, 1991; Christman, 1990; DiIorio, Faherty & Manteuffel, 1991; Mishel, 1984; Mishel & Braden, 1988; Wineman, 1990).

그러나 이러한 연구들은 대부분 불확실성을 한 시점에서만 측정하고 있어 만성적 질병 과정을 경험하고 있는 대상자들의 경우 불확실성이 지속적이며 시간이 지남에 따라 변화된다는 불확실성의 속성을 나타내 주고 있지 못하는 한계를 지닌다. 또한 연구경향에 있어서도 불확실성 인지 정도와 선행 요인, 인지 평가 요인 및 대처와의 관계를 규명하는 연구들이 대부분을 차지하고 있을 뿐 불확실성에 대한 중재 적용에 관한 연구는 극히 제한적이다. 이는 불확실성이 질병 경험 과정에서 매우 중요한 영향을 미치는 의미 있는 변수로는 확인되었으나 그 속성에 대한 명확한 규명이 미비하다는 것을 반영한 결과라고 생각된다.

또한 위의 많은 연구결과들에서 불확실성의 인지 정도와 나타나는 반응 및 대처 과정이 유의한 관계가 있음을 제시하고는 있으나 과연 불확실성 인지 정도에 따라서 대상자들이 어떻게 불확실성을 다르게 경험하고 대처하는지에 대한 구체적인 설명은 미비한 상태이다.

따라서 암환아 부모가 경험하는 지속적이고 만성적인 불확실성을 심도 있게 설명하기 위해서는 단지 양적인 방법을 적용한 연구만으로는 불확실성을 어떻게 인지하고 어떠한 과정으로 경험하는지에 대한 심층적인 설명이 충족되기에는 제한점이 있다. 그러므로 암환아 부모의 불확실성 인지 정도에 따른 불확실성 경험 양상을 깊이 있게 파악하고 연구결과의 타당성을 뒷받침해 주기 위해서는 양적인 방법과 질적인 방법을 동시에 상호 보완적으로 적용하는 Triangulation의 접근이 요구된다.

이에 본서에서는 만성적이고 지속적인 불확실성을 경험한다고 예측되는 암환아 부모를 대상으로 그들이 경험하는 불확실성 정도를 파악함과 동시에 불확실성 정도에 따른 불확실성 경험 양상에 대한 보다 역동적인 설명을 시도하였다. 또한 이러한 접근은 연구결과의 타당성을 증가시켜 양적인 방법과 질적인 방법의 두 가지 방법이 가지고 있는 한계를 상호 보완해 줄 수 있다고 본다. 또한 이는 불확실성 현상에 대한 구체적인 이해를 증가시켜 궁극적으로는 암환아 및 가족의 불확실성 정도에 따른 체계적이고 개별화된 중재 방법 개발에 기여할 수 있을 것으로 사려된다.

본서에서 인용하고 있는 참여자들의 진술은 암환아 부모가 경험하는 불확실성을 어떻게 경함하는지를 근거이론적 접근을 통하여 수집한 자료들이다. 암환아 부모가 경험하는 불확실성의 정도는 어떠한지, 그리고 불확실성 정도에 따른 암환아 부모의 경험 과정은 어떠한지에 대한 구체적이고 깊이 있는 이해를 목적으로 수행한 연구(1999, 오원옥)의 일부 자료와 그 후 추가로 수집한 자료를 더하여 암환아 부모가 경함하는 불확실성 경험 과정의 실체이론 구축을 위한 목적으로 재분석하여 인용하였다.

본 론

제1장 불확실성의 개념적 의미

가족 내 암과 같은 만성적이고 생명 위협적인 환아의 발생은 가족 전체에 영향을 미치게 되며 이때 가족이 경험하는 불확실성은 만성질환아 간호에 있어서 무엇보다 중요하다고 할 수 있다(MacDonald, 1996).

불확실성은 복합적인 인지적 스트레스원으로서 충분한 단서의 부족으로 인하여 개인이 상황을 구조·분류할 수 없을 때, 사물과 사건에 적절한 가치를 부여하지 못할 때, 위협을 받는 상황에서 심리적 요구가 충족되지 못할 때, 알지 못하거나 경험이 없을 때 발생하는 것으로 설명되고 있다(Budner, 1962; McIntosh, 1976; Neylan, 1962). 이와 비슷하게 Wyler(1974)도 불확실성이 인지되는 경우로 사건이 알려지지 않았을 때, 알려졌지만 분류되지 않았거나 잘못 분류되었을 때, 상황을 지각할 수 있는 충분한 단서가 부족하여 조직화할 수 없거나 모호함으로 인해 지각된 내용을 분류할 수 없을 때를 들고 있다.

Norton(1975)은 불확실성의 여러 차원을 언급하면서 불확실성에 대한 인식은 자극의 객관적인 본질이나 사건에 대한 틀의 결여와 같은 인지 능력의 부족으로 초래될 수 있다고 하였다. 또한 그 근원이 어떻든 간에 사건이 불확실하다고 판단되는 경우는 다음의 8가지 차원 즉, 1) 막연함(vagueness), 2) 명료성의 부족(lack of clarity), 3) 모호성(ambiguity), 4) 불예측성(unpredictability), 5) 불일치성(inconsistency), 6) 가능성(probability), 7) 다중적 의미의 내포(multiple meaning), 8) 정보 부족

(lack of information) 중 한 개 혹은 그 이상을 포함하게 된다고 하였다.

한편 Mishel(1981)은 불확실성은 질병과 관련된 사건들의 의미를 결정하는 데 대한 무능력으로서, 충분한 실마리의 부족으로 인해 사건을 적절하게 구조화・범주화할 수 없을 때 나타나는 인지적 상태로 정의하면서 1) 불확실성의 인지에 영향을 미치는 선행 요인, 2) 위협 또는 기회로 받아들이는 불확실성 평가, 3) 문제 중심 또는 정서 중심적 대처, 4) 적응의 4가지 범주에 따라 조직화되는 불확실성 모델을 개발하였다. 그의 불확실성 이론에 의하면 개인이 불확실성을 관리하고 변화시킬 수 있다는 신념이 있을 때는 상황을 회피하지 않고 정보를 추구한다거나 상황을 긍정적으로 재평가하는 등의 문제 중심적 대처 전략을 이용하게 되며, 문제 중심적 대처는 불확실성과 관련된 정서적 요인을 감소시킬 수 있다고 하였다(Mishel, 1988).

그러나 몇몇 질적 연구가들(Cohen, 1993; Hilton, 1992; Loveys & Klaich, 1991)은 Mishel의 접근과 다른 시각으로 불확실성에 접근하고 있다. Hilton(1992)은 불확실성을 정보의 부족으로 인해 사건을 적절히 정의하거나 범주화할 수 없을 때 나타나는 인지적인 상태로 Mishel과 유사하게 정의하고는 있으나 불확실성은 계속적으로 존재하는 것으로서 시간이 지남에 따라 변화되는 속성이 있음을 언급하였다. Cohen(1993) 역시 만성질환자에게서의 불확실성은 시간이 지나면서 함께 변화되고 지속되는 만성적이고 지속적인 속성을 지니고 있다고 강조한 바 있다. 이와 맥락을 같이하여 Loveys와 Klaich(1991)는 불확실성을 '기다리고 방황하는 과정(wandering process)'으로 정의하면서 재발에 대한 두려움, 부적절한 정보, 친숙하지 못한 치료 방법 등에 의해 불확실성이 생성될 수 있다고 하였다. 또한 Weiner와 Dodd(1993)는 불확실성을 '통제감의 상실 상태'로 정의하였고, 불확실성에 영향을 미치는 요소로 1) 질병에 대한 예측 능력, 질병 출현 기간 및 빈도, 2) 치료 및 재발과 관련된 외모와 기능의 변화 또는 반응, 3) 자아 정체감 및 자아 개념을 제시하였다. 또한 Weitz(1989)는 불확실성이란 자신의 상황에 대한 인지적 기틀 형성 부족으로 인한 경과 예측 불능 상태로 정의한 바 있다.

그러나 이처럼 질적 연구가들이 비록 스트레스 이론으로부터 유도된 기존 모델의 이론적 대안으로서 자신의 연구결과들을 제시하고는 있으나 불확실성을 지나치게 협소하게 정의하고 있으며 불확실성을 언제나 부정적으로 간주한다는 한계가 지적되고 있다(Oberst, 1993).

이에 Mishel(1990)은 최근 연구에서 그의 기존의 이론을 Chaos이론에 근거해 불확실성을 과정적인 속성을 지닌 것으로 재개념화하면서 지속적이고 예측할 수 없는 불확실성을 경험하는 사람은 삶에 대한 자신의 관점을 수정하여 현실에 덜 위협적인 것으로 인식하게 되므로 시간이 지남에 따라 불확실성은 기회로 수용되어지고 조망되어질 수 있다고 하였다. 이러한 재개념화는 만성적 또는 예측할 수 없는 질병 상황에서 시간이 지남에 따른 적응 변화를 강조하고 있으며, 이전의 기계적 사고에서 탈피하는 확률적 관점으로 조망하고 있어 바람직한 발전으로 인식되고 있다. 이러한 견해는 임상 전문가가 불확실성을 위협적인 것뿐만 아니라 도전적인 것으로도 탐구할 수 있음을 의미한다고 볼 수 있다. 즉, 예후에 대한 계속되는 불확실성은 위협적일 수도 있으나 미래에 대해 희망을 갖게 하여 삶의 가치와 우선순위로의 재평가를 자극시키는 긍정적 측면으로도 기여할 수 있으므로(Hilton, 1992; Mast, 1995) 경우에 따라서는 불확실성이 시간이 지남에 따라 더욱 낙관적이고 공포심이 감소되는 속성으로도 나타날 수 있다. 그러므로 긍정적인 측면에서는 장기간 동안 경험하는 불확실성이 현실적인 희망을 갖도록 해줌으로써 질병 과정의 대처와 적응에 긍정적으로 영향할 수도 있다는 것이다(Cohen, 1993).

결론적으로 불확실성은 급성적, 만성적 상태에서 모두 나타날 수 있는 인지적 상태로 정의할 수 있다. 또한 만성적 상황에서의 불확실성은 시간의 경과에 따라 변화되며 지속되는 속성을 지니고 있다. 그러므로 불확실성을 자신이 어떻게 평가하고 인지하느냐에 따라 긍정적 또는 부정적으로 기여되어 결국 불확실성의 인지 양상은 불확실성의 극복을 위한 대처 전략에 영향을 미치는 중요한 요소라 할 수 있다.

제2장 암환아 가족의 불확실성

아동이 암과 같은 생명 위협적인 질환으로 진단받게 되면 가족은 혼돈(chaos)을 경험하게 되고, 부모는 새롭게 닥친 위기에 대해 대처하려고 노력한다. 특히 암의 경우에 있어서는 질환의 특성으로 인하여 가족에게 스트레스 이상의 파괴적인 영향을 미친다(Lansky, 1985).

전통적으로 소아암은 생명의 위협, 철저한 치료 계획, 그리고 최선을 다할지라도 완전 치유가 되는지에 대한 불확실성을 낳아 왔다(김수지, 양순옥, Martinson, 1992). 이러한 불확실성에 대해 비록 질병의 원인이나 특성과 관련되는 몇 가지 의문 사항들에 대해서는 확률적인 설명을 듣기도 하지만 부모들은 여전히 자신의 아이의 예후에 대해 불확실성을 느끼게 된다(Cohen, 1995a; Cohen & Martinson, 1988; Hilton, 1992; Jessop & Stein, 1985; Mishel, 1988).

불확실성은 질병과 관련된 사건의 의미를 파악하는 능력을 감소시키고 사건에 대한 정확한 가치를 부여할 수 없을 때 발생되는 것이므로 만성질환아의 부모들은 환아의 미래에 대해 예측할 수 없기 때문에 언제나 어느 정도의 불확실성은 갖고 있다고 볼 수 있다(Mishel, 1990).

Sharkey(1995)는 만성질환아를 돌보는 부모를 대상으로 그들의 경험, 스트레스, 사회적 지지망의 정도와 요구 등을 파악하기 위해 근거이론 방법으로 면담을 실시하였다. 그 결과 불확실성이 만성질환아 가족이 직면하고 있는 가장 큰 스트레스원임이 밝혀졌고, 만성질환아 부모의 불확실성은 1) 환아의 질병 및 치료, 2) 가족의 생활방식, 3) 건강 전문가, 4) 미래에 대한 계획 등과 관련하여 형성됨을 알 수 있었다. 환아의 질병 및 치료와 관련된 불확실성은 환아의 질병이 만성화됨에 따라 겪는 불확실성을 말한다. 가족의 일상생활 방식과 관련된 불확실성에서는 특히 다른 형제에게 미치는 영향을 언급하고 있었는데, 만성적 질병 과정은 경우에 따라서는 아프지 않은 형제에게 치명적인 정서적 영향을 미칠 수도 있다고 하였다. 그러므로 만성질환아 부모는 이제까지 유지해 왔던 일상생활 방식의 붕괴속에서 나머지 가족을 위해 과연 올바른 결정을 하고 있는지에 대한 확신 없이 결정이 이루어짐으로 인해 더욱 가중된 불확실성을 경험한다고 볼 수 있다. 건강 전문가와 관련된 불확실성은 자신의 아이를 치료해 주거나 간호해 주는 담당자가 변화됨으로 인해 형성되는 불확실성을 말한다. 마지막으로 미래에 대한 계획과 관련된 불확실성은 만성질환아 부모는 역할 적응, 사회적 고립, 경제적 압박 등과 관련하여 많은 변화를 경험하게 되어 이로 인해 생성되는 여러 가지 불확실성을 의미한다. 그러므로 Sharkey(1995)는 만성질화나 가족 간호에서 지속적 접촉을 통한 간호와 정상화(normalization)를 통해 불확실성의 긍정적인 측면을 강화할 것을 제안하고 있다.

Cohen(1995a)은 암환아 가족이 경험하는 불확실성을 여러 가지 차원으로 규명하였다. 즉, 존재적 불확실성(existential uncertainty), 원인적 불확실성(etiologic uncertainty), 치료적 불확실성(treatment uncertainty), 상황적 불확실성(situational uncertainty), 전기적 불확실성(biographical uncertainty), 사회적 불확실성(social uncertainty)의 차원으로 구분하였으며, 이러한 차원은 상호 배타적이라기보다는 서로 연관되어 있다고 하였다. 존재적 불확실성은 질병이 환아의 생존과 삶의 질에 주는 의미에 관한 불확실성으로서 질병이 완전히 회복될 수 있는지, 죽음까지는 얼마나 시간이 있는지와 관련된 불확실성을 의미한다. 원인적 불확실성은 자신의 아이에게 왜 그러한 질병이 생겼는지 즉, 발병 원인에 대한 불확실성을 말한다. 치료적 불확실성은 어떤 치료를 결정해야 하는지와 관련되는 불확실성을 말하며, 상황적 불확실성은 질병의 발생과 더불어 생성되는 낯선 환경이나 상황과 관련된 불확실성이다. 전기적 불확실성은 부부 관계의 변화와 같은 아이의 질병으로 인해 부모가 겪게 되는 것과 관련된 불확실성을 말하며, 사회적 불확실성은 환아의 질병으로 인해 의미 있는 사람과의 관계 변화 혹은 사회적 상태 변화를 가져올 수 있는 불확실성의 측면을 말한다.

 Jerret과 Costello(1996)는 천식 환아 부모의 극복 경험 과정에 대한 연구를 통해 부모들이 가장 먼저 경험하는 것은 불확실성과 이해의 부족임을 밝혀내었으며, 천식 환아 부모들은 이를 극복해 나가는 첫 단계에서 통제력의 상실을 경험하게 된다고 하였다. 즉, 부모들은 천식이라는 진단을 받기 전에는 환아에게 나타나는 알 수 없는 증상들에 대한 불확실성으로 인해 어찌해야 할 줄을 모르고 동시에 가족 생활양식의 변화가 불가피함을 경험하게 된다. 그러나 천식이라는 진단이 내려지면서 전환점을 맞이하게 되어 두 번째 단계인 질병 치료에의 적극적인 참여 단계에 들어서게 된다. 그 다음은 통제력의 획득 단계로 안정감을 갖게 되어 앞으로 어떤 일이 일어날지에 대한 예측이 가능하게 되고 관리 방법을 알게 되며 이를 일상생활에 통합시키게 된다.

 MacDonald(1995) 역시 만성 신장 질환아 어머니 경험의 중심 현상으로 불확실성을 이끌어 내었고, 불확실성 경험 과정을 1) 문제 발생에 대해 해결점을 찾아보기, 2) 만성질환을 갖고 살아가는 방법 배우기, 3) 미래에 대한 걱정 또는 기대의 3단계로 기술하였다. 즉, 해결점을 찾아보는 단계에서는 환아의 신장 질환이라는 새로운 상황에 대하여 정보를 추구하고 정보 추구를 위한 새로운 관계를 성립하기 시작한다. 일단 정보를 획득하게 되면 그 다음 단계로 자녀의 만성질환을 생활의 일부로 받아들이고 이제까지의 사회적인 관계를 변화시키면서 만성질환과 함께 살아가는 방법을 습득하게 된다. 마지막 단계로 규명된 것은 미래에 대한 기대 또는 걱정의 단계인데 병원의 방문, 정상화(normalization), 신장 이식 등과 같은 질병 과정과 관련되어 나타나는 것들이라고 할 수 있다. 그러나 이 모든 단계에서 신장 질환아 어머니들 역시 만성적인 불확실성과 관련된 스트레스를 경험하는 것으로 나타났으며, 이때의 불확실성 역시 변화되는 속성이 있음이 드러났다.

Haase와 Rostad(1994)는 암치료를 끝낸 환아들을 대상으로 현상학적인 연구를 시도하였다. 그 결과 암환아들이 경험하는 현실 세계 중 가장 중요한 의미 중 하나로 불확실성의 개념을 이끌어 내었고 이러한 불확실성은 즉각적인 간호 중재가 요구되는 사안임을 강조하고 있다. 이에 Park과 Martinson(1998) 역시 천식 환아 가족의 경험에 관한 연구에서 정서적 어려움을 일으키는 요인 중 하나로 환아의 미래와 관련된 불확실성을 언급하면서 불확실성이 만성질환아 간호에서 간과해서는 안 될 중요한 현상임을 논의한 바 있다.

이와 같이 암환아를 비롯한 만성질환아 부모의 불확실성을 일으키는 원인적 요소로 Cohen과 Martinson(1988)은 불확실한 예후, 재발에 대한 두려움, 정상적으로 나타날 수 있는 증상과의 구분 능력 결핍을 제시하였다. 또한 Cohen(1995b)은 암환아 가족의 불확실성을 촉진시키는 요인으로 1) 정기적으로 시행되는 의학적 점검, 2) 환아의 신체 변화, 3) 치료 방법의 변화, 4) 부정적 결과의 사례, 5) 새로운 발달적 요구, 6) 밤시간 등을 밝히면서 이러한 불확실성의 촉진적 요인에 대한 간호 중재를 강조하였다.

결국 암과 같은 생명위협적이고 만성적 질환으로 인한 불확실성은 가족의 삶 전체에 영향을 미치어 이전의 기능적 행태의 변화를 초래할 뿐만 아니라 일상적인 생활방식의 변화가 불가피해진다. 즉, 암환아 가족은 역할 적응, 사회적 격리, 경제적 부담과 같은 새로운 상황에 적응해야 하는 스트레스를 경험하게 된다고 볼 수 있다(Davenport & Rice, 1995).

이와 관련된 연구로 국내에서는 민영숙(1994)이 암환아 가족의 불확실성, 극복력 및 대처 양상을 규명한 연구에서 불확실성 정도와 극복력 그리고 극복력과 대처 양상이 유의한 관계가 있다고 제시하였다. 즉, 극복력이 높은 가족은 더 높은 대처양상을 나타낸다고 하였으며 불확실성과 극복력 간에는 역상관관계를 보여 질병에 대한 불확실성이 높으면 극복력이 낮은 것으로 나타났다. 인주영(1989)은 경련성 질환아 어머니를 대상으로 불확실성과 가족 강도(family hardiness)와의 관계 규명을 시도하여 가족 강도가 높을수록 불확실성 정도가 낮았음을 제시하고 있다. 또한 박은숙(1996)은 만성질환아 부모를 대상으로 불확실성 정도와 양육 태도와의 관계를 규명한 결과 불확실성이 낮은 부모들일수록 아동에 대한 애정적 태도와 긍정적 평가 태도가 높았으며 불확실성이 높은 부모들은 아동에 대해 거부적 태도를 보이는 경향이 있다고 제시하였다.

이상에서 살펴본 바와 같이 암환아 가족의 불확실성은 가족으로 하여금 통제감의 저하 혹은 상실감을 가져오게 하여 가족의 일상생활 방식과 가족 기능의 변화를 불가피하도록 하는 가족의 주요 스트레스원인 동시에 환아의 질병, 치료, 예후에 대한 기대에 영향을 미치는 매우 중요한 요인이 된다. 그러므로 불확실성은 암환아 가족의 간호 중재 시 고려되어야 할 중요한 현상이라고 할 수 있다.

제3장 불확실성 경험 과정 탐색을 위한 연구접근

Ⅰ. Triangulation 방법론의 적용

Triangulation이란 선박운행에 사용되던 기술적 용어로, 알려진 두 지점을 가지고 제3의 미지의 지점을 알아내는 기술을 말한다. 최초로 사회과학 분야에서 연구를 위한 방법의 은유적 표현으로 이 용어를 사용하기 시작하면서 다양한 학문에서 하나의 연구방법론으로서 Triangulation 연구방법론을 인식하기 시작했다.

Triangulation이란, 간단히 말해 같은 현상에 대해 다양한 복수 연구방법을 적용하는 것을 의미한다(Denzin, 1989). Denzin(1989)은 Triangulation 연구방법을 4가지 유형으로 규명하였다. 즉 이론적(theoretical) Triangulation, 연구자료적(data) Triangulation, 연구자적(investigator) Triangulation, 분석적(analytic) Triangulation, 연구방법론적(methodological) Triangulation이 그것이다. 이 중 마지막의 연구방법론적 Triangulation이 간호연구에서 가장 일반적으로 사용되고 있다.

이론적 Triangulation은 한 연구에 있어서 서로 다른 이론적 견지, 가정, 이론적 틀을 사용하는 것으로, 과학적 입증을 통해서 좀 더 강력한 실질적인 이론을 개발하게 해준다는 점에서 유용성이 인정되고 있다. 연구자료적 Triangulation은 같은 연구에서 다양한 연구자료원(data resources)을 통해 자료를 수집하는 방법으로, 이것의 의도는 연구결과의 입증을 목적으로 연구현상에 대한 다양한 견해를 얻고자 하는 데 있다. 연구자적 Triangulation은 둘 이상의 서로 다른 연구 배경을 가진 연구자가 같은 현상을 연구하는 것으로 한 연구자에 의한 연구에서 일어날 수 있는 오류의 가능성을 제거해 줄 수 있는 장점이 있다. 분석적 Triangulation은 둘 이상의 분석방법으로 같은 연구자료를 분석하는 것으로서 서로 다른 통계학적인 분석과 질적 연구방법을 통해서 유사점을 사정해 보고 결과를 서로 입증해 줄 수 있는 장점이 있다. 마지막으로 방법론적 Triangulation은 둘 이상의 연구방법 또는 연구과정을 한 연구에서 사용하는 것을 말한다. 즉 서로 다른 연구설계나, 도구들, 그리고 자료 수집과정을 사용하는 것을 말한다. 이 방법론적 Triangulation은 다시 연구방법 내(within method) Triangulation과 연구방법 간(between method or across method) Triangulation의 두 가지 유형으로 구분된다. 연구방법 내 Triangulation은 한 현상을 측정하기 위해 둘 이상의 연구도구를 사용하는 경우를 말하며, 연구방법 간 Triangulation은 한 연구에서 양적 연구방법과 질적 연구방법을 동시에 사용하는 것을 말한다. 위에서 언급한 바와 같이 방법론적 Triangulation이 가장 일반적으로 활용되는 방법이고 그중 특히 이 연구방법 간 Triangulation의 사용이 일반적이다.

그러나 방법론적 Triangulation을 사용할 때 연구자는 다음의 내용에 유의하여 적용해야 한다. 첫째, 질적 연구와 양적 연구 모두 완벽해야 한다는 것이다. 둘째, 서로 다른 연구분석 단위가 가져다 줄 수 있는 오류를 잘 파악하고 고려해야 한다. 셋째, 연구소요 시간, 비용, 연구자료의 양과 연구자의 전문성을 고려한 설계가 요구된다. 넷째, 부적절하거나 불충분한 연구표본에 유의하여야 하며, 다섯째, 연구분석 과정에서 드러날 수 있는 문제점들을 충분히 검토한 후 적용하여야 한다.

따라서 방법론적 Triangulation 적용을 시도하는 연구자가 가장 염두해 두어야 할 것은 연구자의 철학적 근거를 잃지 않는 것이다. 즉 자신의 연구는 질적 연구의 철학적 입장에서 수행되며 이에 대한 타당성의 확보를 위해 양적 연구를 보완적으로 활용하는 것인지, 아니면 양적 연구를 수행하면서 질적 연구를 보완적으로 활용하는 것인지를 명확히 할 필요가 있다. 이는 방법론적 Triangulation의 사용목적을 명확히 한다면 충분히 해결될 수 있을 것이다.

본서에서는 암환아 부모가 경험하는 불확실성 과정을 심층적으로 파악하고 그 실체이론을 구축하기 위해 방법론적 triangulation에 기반을 두고 진행되었다. 즉, 심층 면담, 간략한 일지, 현장 노트 등 여러 형태의 질적 자료를 통합하는 방법(Within Method Triangulation)과 같은 현상을 측정하기 위해 양적인 방법과 질적인 방법을 동시에 시도하는 접근 방법(Between Method Triangulation)이 적용되었다.

구체적으로 양적 연구방법에서는 일반적 특성 질문지와 불확실성 인지 측정 도구를 사용하여 암환아 부모의 불확실성 정도와 일반적 특성에 관한 사항을 파악하였고 그 결과를 질적 연구결과와 비교 검토하여 질적 연구결과에 대한 타당성을 증가시켰다. 질적 연구방법에서는 근거 이론 방법을 실시함으로써 암환아 부모의 불확실성 경험 과정 속에서 나타난 현상을 체계적으로 수집, 분석하여 실체이론의 제시를 시도하였다. 이에 대한 구체적 설명은 뒤이어 설명하고자 한다.

양적 연구를 위한 참여자는 대학병원과 종합의료원의 소아과 외래와 일반 소아과 병동 및 소아암 병동 관리자를 만나 연구 취지를 설명하고 협조를 구하였다. 본 저자가 직접 연구에 참여할 것을 수락한 140명의 암환아 부모에게 일반적 특성 질문지와 불확실성 인지 측정 도구(Parent's Perception of Uncertainty Scale: PPUS)를 자가 작성하도록 하였다.

불확실성 정도와 일반적 특성 파악을 위해 사용된 도구의 구체적 내용은 다음과 같다.

1. 일반적 특성에 대한 자료 수집 방법

본 저자가 개발한 암환아 및 환아 부모의 인구학적 특성과 질병 및 건강 관련 특성에 대한 자가보고 질문지로 환아의 일반적 사항에 관한

7문항, 가족의 특성에 관한 10문항, 기타 의료인에 대한 신뢰 정도, 지지 인지 정도, 환아 질병의 심각성 인지 정도에 관한 3문항의 총 20문항으로 구성된 질문지이다.

2. 암환아 부모의 인지된 불확실성 정도 측정 방법

암환아 부모의 불확실성 인지 정도를 측정하기 위해서는 Mishel(1983)이 개발한 부모의 불확실성 인지 측정 도구(Parent's Perception of Uncertainty Scale: PPUS)를 이용하였다. 이 도구는 애매모호성, 명료성의 부족, 정보 부족, 불예측성의 4가지 요인으로 분류되는 28문항으로 구성되어 있으며, 각 문항은 '전혀 그렇지 않다'의 1점에서 '매우 그렇다'의 4점으로 표시하는 4점 척도로 점수가 높을수록 불확실성 정도가 높음을 의미한다.

Mishel(1983)이 입원환아 어머니를 대상으로 본 도구의 신뢰도를 측정한 결과 Chronbach α .91로 나타났으며, 국내의 경우 만성질환아 부모를 대상으로 한 박은숙(1996)의 연구에서는 .92를 나타내었고, 오원옥(1999) 연구에서는 .85의 신뢰도를 보였다.

II. 근거이론적 연구방법의 적용

근거이론적 연구방법론(grounded theory method)은 1960년대 Glaser와 Strauss에 의해서 시작되었다. 여기에서 근거이론은 관심 현상에 대한 접근을 통해 귀납적으로 개발된 이론을 일컫는다. 즉 관심을 가지고 있는 현상에 대해서 체계적으로 자료를 수집하고 분석하여 실체이론을 발견, 개발하고 또한 실체이론을 예비적으로 검증하는 절차를 거쳐 근거이론을 개발하게 된다(Streubert & Carpenter, 2003).

　그러면 근거이론은 현상의 무엇을 연구하는가? 근거이론은 연구현상에 속한 구성원들의 상호작용에 관심을 가진다. 또한 근거이론은 방법에서는 연구현상에 속한 구성원들은 어떤 특정한 사회 심리적 문제를 공유하고 있다는 가정을 하며, 이 문제는 사회 심리적 관점을 통해 해결된다는 가정을 하고 있는 상징적 상호작용에 철학적 기반을 두고 있다. Strauss와 Corbin(1990)은 근거이론 연구의 목적을 어느 현상에 속해 있는 구성원들의 상호작용, 즉 사회 심리적 과정의 본질을 발견하고 개념화하는 것이라고 하였고 이를 위해 참여관찰과 면담을 통하여 연구주제에 대한 하나의 이론을 만들기 위해 실증적 근거를 가지는 연구를 수행하는 것이다.

　근거이론적 연구수행을 위해 연구자는 첫째, 연구방법의 창시자들이 제시하고 있는 지침을 준수할 것을 권고하고 있으며 둘째, 연구현상과 연구절차의 선택에 있어 융통성을 가지고 접근해야 하며, 셋째 현상 속에서 드러나는 언어적, 비언어적 행위의 상징적 의미를 찾아야 한다. 이를 위해 연구자는 자신이 가지고 있는 선입견, 가치 또는 신념을 스스로 잘 파악하고 관리하면서 다른 사람의 상징적 세계속에 몰입하여 이해할 수 있어야 한다. 넷째, 연구자는 연구를 수행하면서 지속적으로 연구일지와 일기를 작성하여 자료분석 시 참고하여야 한다(Strauss & Corbin, 1990).

　근거이론적 연구수행을 위해서는 연구자의 이론적 민감성이 중요한데, 이론적 민감성이란 자료가 지닌 중요한 것을 발견하고 그것에 의미를 부여할 수 있는 연구자의 능력을 말한다. 즉 연구자가 연구자료의 의미에 대해 예민성을 가지는 것이라고 할 수 있다. 이 이론적 민감성은 연구자 개인의 경험, 문헌, 연구진행에 따른 분석적 과정을 통해 습득될 수 있으며, 연구자는 이론적 민감성을 높이기 위해 첫째, 연구를 진행하면서 주기적으로 '실제로 여기에서는 무엇이 일어나고 있는가'를 주기적이고 반복적으로 다시 되돌아가 묻는다. 둘째, 모든 이론적 설명, 범주, 가설, 자료에 대한 진술, 비교를 통해 직접 또는 간접적으로 얻어진 자료들, 경험으로부터 유래된 자료들 등은 사실로 간주하기보다는 임시적이고 잠정적인 것으로 간주하고 지속적으로 확인하는 태도가 중요하다. 셋째, 연구절차에 충실히 따른다. 근거이론적 연구방법에서 제시하고 있는 자료 수집과 자료분석 절차를 따르는 것은 철저한 연구결과와 이론적 민감성을 증진시켜 준다(Strauss & Corbin, 1990).

현상학적인 질적 연구방법과 달리 근거이론적 연구방법에서는 관심현상에 대한 문헌고찰도 매우 중요하다. 이 과정을 통해 연구자는 이론적 민감성을 획득하고 이론적 표집의 방향 제시 및 연구결과의 타당성을 지지하는 데 도움을 받을 수 있기 때문이다.

자료 수집은 심층면담, 참여관찰, 현장노트, 메모 등 다양한 방법을 통해 근거 자료를 수집하게 된다. 특히 메모는 연구자의 분석 과정을 보여주는 자료로 연구의 시작부터 연구의 종료 시까지 연구자의 근거 자료에 대한 생각을 기록하는 것을 말한다. 이 메모를 통해 연구자의 생각에 대한 개념화와 사고의 과정은 코드 사이의 관계를 설명해주며 이에 근거를 두고 연구자는 실체이론을 형성해 갈 수 있기 때문에 매우 중요한 과정이라고 하겠다. 이 메모는 크게 이론적 노트와 전략적 노트로 구분하여 정리하여 볼 수 있다.

근거이론적 연구방법에서 이론적 표집(theoretical sampling)은 연구대상자, 즉 사람을 표집하는 것이 아니라 연구현상에 속해 있는 개념이나 범주를 나타내 주는 사건을 표집하는 것이다(Strauss & Corbin, 1990). 그러므로 탐구하고 있는 현상을 설명해 줄 수 있는 개념들 모두를 표집해 주는 대표성이 중요하다. 반면 이론적 포화(theoretical saturation)란, 근거 자료를 수집하고 동시에 분석하는 과정 중에 더 이상의 새로운 범주가 발견되지 않는 상태를 의미한다. 즉 탐구하고 있는 관심 현상에 대한 범주를 확인(validation)하는 과정에서 범주에 대한 새로운 원자료(data)가 나타나지 않을 때라고도 할 수 있다.

근거이론적 연구방법에서의 자료 분석은 앞서 언급한 바와 같이 자료의 수집과 동시에 이루어지며, 크게 개방 코딩(open coding), 축 코딩(axial coding), 선택적 코딩(selective coding)의 단계에 따른다(Strauss & Corbin, 1990). 본서에서도 이 단계의 분석을 따르되 지속적인 비교를 통한 분석을 수행하였다.

개방 코딩 단계에서는 근거 자료를 개념화, 범주화, 범주와 속성의 차원을 발견하는 과정을 거친다. 개념화 과정은 실체 코딩(substantive coding)이라고 하며, 여기에서 개념이란, 사건, 사물, 작용/상호작용에 대한 추상적 표현으로 '명명화된 현상'을 말한다. 범주화 과정 단계에서는 개념화 과정을 통해 개발된 개념이 축적되면 각 개념들 간의 속성과 관계를 비교하면서 비슷한 개념을 추상적 수준이 높은 것으로 묶는 과정을 말한다. 개방 코딩의 마지막 단계는 범주의 속성과 차원을 규명해내는 과정이며, 여기에서 속성은 범주가 지닌 특성을 말하고 차원이란 연속선상에 따라 본 속성의 위치를 말한다.

축 코딩 단계에서는 파라다임 모델을 이용하여 범주들 간의 연결을 시도하고, 가설 또는 이론적 진술문을 찾는 데 목적을 두는 분석 단계이다. Strauss & Corbin(1990) 인과적 조건, 중심현상, 상황적 맥락, 중재 상황, 행동/상호작용 전략, 결과의 파라다임 모델을 이용한 연결을 시도할 것을 제시하고 있다. 인과적 조건이란, 연구현상의 발견이나 전개를 초래하는 사건을 말하고, 중심현상은 무슨 일이 일어나고 있는가에 대한 것으로 중심 사건들 또는 상황들이며 행동/상호작용이 발생하도록 하는 무엇을 의미한다. 상황적 맥락은 특정한 행동/상호작용 전략을 취하도록 하는 일련의 조건들을 의미하며, 중재 상황은 행동/상호작용 전략에 내포된 구조적 조건 중의 하나로 특정 상황에서 취한 행동/상호작용 전략을 촉진하거나 제한하는 특성을 지닌다. 행동/상호작용 전략은 특정한 상황이나 조건하에 현상에 반응하고 조절, 실행, 처리하기 위한 일반적, 의도적 전략이고 결과는 행동이나 상호작용에 의해 초래된 결과 또는 성과를 말한다.

선택적 코딩 단계에서는 핵심 범주를 선택하고, 핵심 범주와 다른 범주 간의 관계를 체계적으로 연결한 후 이러한 관계를 확인하고 수정 또는 보완하는 절차가 포함된다. 이 단계에서 핵심 범주란, 기본적인 사회 심리적 과정(basic social psychological process)으로, 이것은 변화하는 상황에 관계없이 시간이 지남에 따라 계속되는 사회적 과정 또는 사회 심리적 구조를 의미하며 일반적으로 동명사의 형태로 많이 표현된다.

Strauss와 Corbin(1990)은 "질적 연구는 연구과정이 명백하게 보여져서 결과를 읽는 독자들이 그것들의 적절성을 사정할 수 있어야 정확하게 평가될 수 있다"라고 언급하였다.(p.249)

> "만약 한 근거이론 연구자가 자신의 연구결과를 보여주려 한다면 독자들은 연구자의 복잡한 코딩과정의 적절성(adequacy)을 사정하기 위해 그 준거들을 사용할 수 있을 것이다. 이러한 과정들이 상세하게 주어진다면 매우 조심스러우면서도 철저하게 이론적 표본 추출과 결과발견의 추적 과정을 상상하며 짚어가며 읽을 수 있을 것이다."
>
> (Strauss & Corbin, 1990, p.253~254)

Strauss와 Corbin(1990)은 실제로 "독자들이 연구자가 어떻게 분석을 했는지를 정확하게 판단할 수 있는 방법이 없다"고 제시하면서(Strauss & Corbin, 1990, p.253), 근거이론 연구의 평가를 위한 다음의 지침준거를 제공하고 있다.

이러한 준거들은 독자들이 근거이론 연구들을 검토하는 데 있어 연구방법의 비판적 요인들을 찾을 수 있도록 도와줄 것이다〈표 1〉. 뿐만 아니라 연구자들이 근거 자료에 기초하여 어떻게 자신의 이론을 구축해 가는지에 대한 이해감을 제공해 줄 수 있을 것이다.

그러나 독자가 어떤 출판된 연구를 비평할 때는 저널의 제한점, 지면상의 한계 또는 연구자의 통제권을 벗어나는 의무적 요인들로 인해 연구의 일부가 삭제될 수도 있다는 것을 재고하는 것이 중요하다. 그러므로 출판된 것에 대해 자세한 논의를 원할 경우에는 저자와의 직접적인 접촉을 통해 하는 것이 바람직할 것으로 생각된다.

〈표 1〉 근거이론 연구평가를 위한 지침

관심 현상에 대한 기술
  1. 관심 현상을 명확하게 규명하고 있는가?
  2. 연구자는 관심 현상을 왜 질적 형태의 연구가 필요한지를 규명하고 있는가?

연구목적
  1. 연구자는 연구수행을 위한 연구목적을 잘 도출하였는가?
  2. 연구자는 간호 업무에서의 유용성을 잘 기술하였나?

연구방법
  1. 연구목적에 모순되지 않는 자료 수집 방법을 사용하였나?
  2. 연구방법이 연구제목에 적합한가?
  3. 탐구를 위해 어떤 접근법이 사용되었나? 연구자는 기술된 과정에 기초하여 연구를 완성하고 있나?

표본 추출
  1. 연구자는 참여자 선정 방법을 기술하였나?
  2. 주요 범주로 어떤 것들이 출현되었는가?
  3. 이러한 주요 범주를 나타내는 사건, 활동들은 어떤 것들인가?
  4. 이론적 표본 추출을 이끌어낸 범주들은 무엇인가?
  5. 이론적 표본 추출이 수행된 후 각 범주들은 어느 정도까지 자료를 대표하는 것으로 밝혀졌는가?

자료 형성
  1. 연구자는 자료 수집 전략을 기술하고 있나?
  2. 이론 형성 과정이 자료 수집 과정을 어떻게 가이드 하였는가?

자료 분석

  1. 연구자는 자료 분석을 위해 사용된 전략을 기술하고 있나?

  2. 연구자는 자료의 신뢰성(credibility), 감사가능성(auditability), 그리고 적합성(fittingness)을 제시하고 있나?

  3. 연구자는 어떻게 그리고 왜 핵심범주가 선택되었는지를 기술하고 있나?

  연구의 경험적 근거: 결과

  1. 개념들은 자료에 근거하고 있는가?

  2. 개념들은 체계적으로 관련되어 있는가?

  3. 개념적 연결이 기술되어 있고, 그 범주가 잘 발전되었는가? 범주들은 개념적 밀도를 가지고 있는가?

  4. 이론적 발견들이 의미가 있는가? 만약 그렇다면, 어느 정도까지 그러한가?

  5. 자료 수집이 포괄적이고, 분석적 해석은 개념적이고 광범위하였나?

  6. 탐구된 현상과 관련된 다양한 상황에 적용할 수 있는 충분한 다양성이 있는가?

결론, 의의 및 제언

  1. 결론, 의의 및 제언이 독자에게 그 발견들을 사용할 상황을 제시해주는가?

  2. 결론은 연구결과들을 반영하고 있나?

  3. 추후 연구를 위한 제언이 제시되었나?

  4. 간호에 대한 연구의 의의가 명백한가?

본서에서 수행한 근거이론적 연구과정은 다음과 같다.

1. 근거 자료 수집을 위한 면담 참여자의 선정

Mishel(1983)의 불확실성 인지 측정 도구(Parent's Perception of Uncertainty Scale: PPUS)를 이용한 양적 연구의 조사 자료 분석 결과 불확실성 정도가 높은 참여자 그룹과 낮은 그룹의 양 극단값을 보이는 참여자를 차례로 심층 면담하여 자료가 이론적 포화상태에 이르러 더 이상 새로운 현상이 확인되지 않을 때까지 면담을 실시하였다. 그 결과 불확실성 정도가 높은 상위 그룹에서는 불확실성 정도가 82점 이상인 6명이 선정되었고 불확실성 정도가 낮은 하위 그룹에서는 49점이하의 4명이 선정되어 총 10명에게 심층 면담이 실시되었다.

불확실성 정도가 높은 상위 그룹 참여자와의 면담은 94점의 최고의 점수를 보였던 첫 번째 참여자부터 차례로 면담을 요청·실시하였으며, 그 후 두 번째, 다섯 번째, 여섯 번째, 일곱 번째, 아홉 번째의 6명의 참여자가 최종 선정되었다. 나머지 세 번째, 네 번째, 여덟 번째 순서에 있었던 참여자들은 정서적으로 매우 어려운 상황에 있거나 면담을 거절하여 면담을 실시할 수 없었던 경우였다.

마찬가지로 불확실성의 정도가 낮은 그룹의 부모에게서도 하위의 가장 극단값을 보이는 38점의 첫 번째 참여자부터 차례로 면담을 요청하여 두 번째, 세 번째, 네 번째, 일곱 번째의 4명의 참여자가 차례로 선정되어 면담이 수행되었다. 나머지 첫 번째, 다섯 번째, 여섯 번째 참여자는 연락이 되지 않거나 자신의 자녀가 암이라는 사실이 노출되는 것을 꺼려하여 면담을 실시할 수 없었다.

2. 암환아 부모의 불확실성 경험 과정 파악을 위한 자료 수집 과정

인지된 불확실성 정도에 따라 상위 및 하위 그룹의 참여자를 본 저자가 직접 만나 다시 한번 연구목적을 설명하였고, 면담에 응할 것을 수락한 참여자를 대상으로 순차적으로 자료가 포화상태에 이를 때까지 심층 면담을 실시하였다. 결과적으로 상위 그룹의 6명과 하위 그룹의 4명인 총 10명을 대상으로 면담이 이루어졌으며 총 면담 횟수는 24회였다. 면담 장소는 가능한 한 참여자가 편안한 마음으로 면담에 임할 수 있도록 참여자의 의견에 따라 가정 또는 사무실을 방문하여 실시하였다. 환아가 입원 중에 있거나 진료를 위해 병원을 방문했을 경우에는 병동 또는 외래의 상담실을 이용하였다.

참여자의 권리를 보호하기 위해 익명을 사용하였고, 면담의 시작 전에 연구 도중이라도 참여를 원하지 않을 때는 언제라도 중단할 수 있음을 알려주었다.

면담 방법은 비구조화된 상호작용 면담법(unstructured interactive interview)으로 연구자는 참여자와의 첫 면담에서 '맨 처음 (아이가 암이라는) 진단을 받았을 때의 상황을 말씀해 주시겠습니까?'로 시작하여 참여자가 불확실성과 관련된 내용에 관한 진술이 나올 때 그 부분에 대해 구체적으로 질문함으로써 불확실성 경험에 관한 심층적인 면담을 실시하였다. 그 구체적인 질문 내용은 '어떤 경우에 불확실하다는 생각이 드셨습니까?', '불확실한 생각은 어떠할 때 더욱 심해지셨습니까?', '어떠한 경우에 불확실한 느낌이 감소되셨습니까?', '불확실한 느낌이나 상황을 해결하기 위해 어떻게 하셨습니까?' 등이었다. 그러나 이러한 질문의 순서는 참여자의 이야기의 흐름을 방해하지 않도록 상황에 따라 자연스럽게 조정하였다.

또한 저자는 면담이 진행되면서 가능한 한 고개를 끄덕이거나 '네' 정도의 사용으로 참여자가 이야기하는 것을 격려함과 동시에 적극적이고 주의 깊게 참여자의 이야기를 듣는 자세를 취하였다. 또한 면담 중 참여자의 말에 언질을 주거나 상담하는 자세를 취하여 참여자의 이야기 흐름을 방해하지 않도록 유의하였다. 면담의 시작 전에는 딱딱한 분위기를 해소하기 위해 일상적인 이야기를 나누었는데 이때 환아의 질병 경험 과정과 관련된 이야기를 삼가함으로써 참여자가 앞으로 할 이야기가 미리 유도되지 않도록 주의하였다. 또한 여러 차례의 면담이 진행되면서 너무 지나치게 가까워짐으로 인해 참여자의 생각과 경험에 연구자의 견해가 반영되거나 영향을 미쳐 자료가 오염되지 않도록 유의하였다.

첫 번째 참여자와의 면담 결과는 다음 참여자와의 면담 시 질문으로 반영하였으며, 새로운 대상에게서 새로운 현상이 나타났을 때는 다시 지난 번 참여자에게 되돌아가 그 현상의 유무를 확인하였다. 그리고 면담의 마지막 종결에는 '마지막으로 더 하실 말씀이 있나요?'라고 질문함과 동시에 녹음 결과를 연구자가 분석한 후 의문 사항이 있을 때 다시 만나거나 전화를 통해 면담할 수 있을지의 여부에 대해 확인하고 면담을 마쳤다. 1차 면담 후 다시 확인하고 싶은 내용이 있을 경우에는 전화 면담을 하거나 환아 진료를 위해 병원 방문 시 면담을 수행하였다.

참여자와의 면담 내용은 참여자의 동의를 얻은 후 녹음하였고 자료 수집 후 즉시 녹취록을 작성하여 자료화하였다. 녹취록을 작성한 후 다시 듣고 확인하면서 빠진 부분 또는 그 당시의 느낌과 상황에 대해 같이 메모하는 방식으로 자료를 보충하였다.

또한 자료의 보완을 위해 관찰과 현장 노트를 작성하였다. 현장 노트에는 Morse와 Field(1995)가 제시한 방법을 근거로 본 저자가 수정 보완하여 사용하였다. 본 연구를 위한 현장 노트의 내용에는 참여자 번호, 면담 차수, 면담일, 면담 시작 및 종료 시간, 면담 장소, 면담 시 환경과 분위기, 면담 당시 연구자가 받은 인상, 녹음 후의 대화, 녹취록 작성시간 등이 포함되었다. 이와 같이 작성된 현장 노트는 자료의 보완을 위해 사용되었고 자료 분석 시에도 면담 당시의 느낌과 의미를 더욱 깊이 있게 파악할 수 있도록 하였다. 또한 암환아 부모가 면담 중에 또는 미리 작성해 놓았던 일지나 메모 등을 자료의 보완을 위해 함께 분석하였다.

면담이 완전히 종료된 후에는 암환아의 가정 간호 시의 유의점, 항암제제의 종류와 효과 및 부작용, 방사선치료, 척수 및 골수 검사와 관련된 내용 등 참여자가 궁금해 하는 부분에 대해 연구자가 유인물을 작성하여 전달하고 설명해 주었다.

3. 암환아 부모의 불확실성 경험에 대한 근거 자료의 분석 방법

자료의 분석은 자료의 수집과 동시에 이루어 졌다. 심층 면담과 현장 노트, 일지, 메모 등을 이용해 수집한 질적인 근거 자료의 분석은 Strauss와 Corbin(1990)이 제시한 근거 이론 자료 분석 방법에 따라 실시하였다. 즉, 암환아 부모가 경험하는 불확실성의 인과적 조건, 중심 현상, 상황적 맥락, 중재 상황, 전략 그리고 결과를 확인하여 그 이론적 모델을 구축하였고, 그 구체적인 자료 분석 단계는 다음과 같다.

1) 개방 코딩 단계

개방 코딩의 단계는 수집된 근거 자료를 해체, 검사, 비교, 개념화 및 범주화하는 과정으로 근거 이론 정립의 시작 단계이다. 그러므로 개방 코딩의 단계에서는 우선 자료의 개념 도출을 위한 사전 작업으로 자료를 한 줄 한 줄 읽으면서 자료의 의미가 손상되지 않도록 가능한 한 참여자의 언어를 그대로 사용하여 자료를 축약하는 작업을 실시하였다. 자료 축약 후 자료의 유사성과 차이점을 비교 분석하여 현상에 이름을 붙여 개념화하였고, 다시 개념화된 자료를 비교 분석하여 비슷한 개념끼리 묶는 범주화 작업을 실시하였다. 범주화 작업은 하위 범주화와 상위 범주화의 과정을 거쳐 좀 더 높은 추상성 수준에서 범주화될 수 있도록 하였다. 이 과정에서 간호학 교수 3인, 언어학 교수 1인, 사회학 교수 1인의 자문을 받아 수정하였다.

2) 축 코딩 단계

축 코딩의 단계는 범주들 사이의 관계를 확인하는 단계로써 일련의 인과적 조건, 중심 현상, 맥락, 중재 상황, 전략, 결과를 포함하는 부호화 작업을 한 후 각 범주에 따라 속성과 차원화의 범위를 결정하였다.

3) 선택적 코딩 단계

선택적 코딩의 단계에서는 나타난 불확실성 경험의 중심 현상을 중심으로 이야기 윤곽(story line)을 설명하였다. 또한 각 범주의 속성과 차원화의 정도에 따라 나올 수 있는 가설적 정형화와 가설적 상관관계를 확인하였다. 이어 범주의 속성과 차원 사이에서 반복되는 관계들에 대한 암환아 부모의 불확실성 경험에 따른 유형을 암환아 부모의 불확실성 정도에 따라 제시하였다.

4) 과정 분석 및 상황 모형(conditional matrix, 狀況母型) 제시

과정 분석의 단계는 시간적인 흐름에 따른 작용/상호작용의 연속 과정을 확인하는 단계로서 근거 이론의 정립 시 매우 중요한 분석 과정이라고 할 수 있다. 즉 암환아 부모의 불확실성 경험 과정이 시간적인 순서에 따라 어떻게 변화되어 지고 어떠한 반복적 양상을 형성해 가는지 등에 대한 이해를 위해 과정 분석을 실시하였다. 과정 분석을 통해 일련의 중심 현상의 발생부터 암환아 부모의 불확실성 경험 과정을 시간의 흐름에 따른 전 과정을 시각적으로 제시하였고, 이러한 과정은 범주들 사이의 관계를 분류 및 체계화하는 데 도움을 주었다.

상황 모형은 연구 중인 현상과 관련된 광범위한 상황을 고려하는 데 유용한 도움 방법이다. 이 모형(母型)은 분석자가 상황과 결과의 단계들을 구별하고 연결할 수 있도록 해준다. 이에 상황 모형의 제시 단계에서는 현상에 부속되는 작용 수준, 상호작용 수준, 집단 및 개인 수준, 조직 수준, 지역사회/국가 수준에 따라 상황 모형을 살펴보았다.

4. 근거이론 연구의 평가

본 연구의 근거 자료 분석을 위한 평가를 위해서는 Strauss와 Corbin(1990)이 제시한 바대로 연구과정과 그 발견들에 대한 근거의 적합성에 중점을 두었다. 그러므로 자료의 타당성, 신뢰성, 사실성 및 연구과정의 적절성에 대한 평가를 실시하였다.

1) 자료의 타당성, 신뢰성, 사실성

자료 분석을 통해 나온 개념들을 범주화하고 패러다임 모형을 만드는 과정에서 한 참여자의 면담 후 각각의 자료를 분석하고 각 참여자별로 가정적인 패러다임 모형을 구축하여 본 후, 그 결과를 다음 참여자의 면담에 반영하여 면담을 실시하였다. 또한 자료의 개념화, 범주화, 패러다임의 이론 형성 과정에서는 개념화의 적절성과 타당성을 확보하기 위하여 질적 연구 및 강의 경험이 있는 교수와 언어학 교수의 자문을 받아 자료의 타당성과 신뢰성을 보완하였다.

근거 자료의 분석 후 도출된 개념의 의미가 원자료의 의미가 적절한가에 대한 타당성을 위해 언어의 의미를 중심으로 해석된 연세대학교 언어 정보 개발 연구원(1998)에서 개발한 한국어 사전을 통해 개념화 및 범주화의 적절성을 확보하였다.

자료 분석의 완료 후 심층 면담에 응했던 참여자 중 상위 그룹의 2인과 하위 그룹의 1인을 다시 만나 본 연구결과를 제시하여 근거 자료 분석 결과의 타당성에 대한 동의를 얻었다.

또한 자료의 사실성을 위해 본 저자가 참여자와 직접 만나 면담한 녹음테이프와 녹취록을 보관하였으며, 각 면담 시마다 현장 노트를 작성하여 자료의 보완과 함께 타당성을 높였다.

또한 무엇보다도 본 연구에서는 근거 이론 방법의 질적 연구와 함께 양적 연구가 동시에 시행되는 방법론적 triangulation의 적용으로 질적 연구결과의 타당성을 높이는 데 기여하였고 그 구체적인 내용은 다음과 같다.

(1) 심각성

근거 자료의 분석 결과 환아 상태의 심각성은 암환아 부모가 경험하는 불확실성에 영향을 미치는 맥락적 요인으로 밝혀졌는데, 양적 연구결과에서도 환아의 질병에 대한 부모의 심각성 인지 정도와 불확실성의 정도가 유의한 차이가 있는 것으로 나타나 부모가 환아 질병이 심각하다고 인지할수록 불확실성의 정도가 심하게 나타났다(F=4.55, p=.005). 그러므로 이러한 양적 자료의 결과는 본 연구의 질적인 자료 분석 결과의 타당성을 뒤받침 해주는 것으로 볼 수 있다.

(2) 신뢰감

본 연구의 근거 자료로부터 도출된 신뢰감의 범주는 암환아 부모가 불확실성을 극복하기 위한 전략 선택에 영향을 미치는 중재 상황으로 규명되었는데, 이는 양적 연구결과에서도 동일하게 밝혀져 질적 연구결과의 타당성이 뒷받침되고 있다. 즉, 양적 연구결과에서 의료진에 대한 신뢰 정도가 높은 그룹은 의료진에 대한 신뢰 정도가 낮은 그룹보다 불확실성 정도가 낮게 나타났는데(F=3.16, p=.046), 본 연구의 근거 자료에서도 의료진에 대한 신뢰감은 암환아 부모의 전략 선택에 영향을 미치는 요소로 확인되었다.

2) 연구과정의 적절성

본 연구과정이 생성되고 정교화 되는 적합성을 위해 본 연구과정 중 면담자가 직접 면담을 하면서 녹음을 하고 바로 녹취록을 작성하였다. 또한 녹취록을 작성한 후 다시 들으면서 면담 당시의 느낌과 경험을 생생하게 표현하도록 하였다. 또한 근거 자료 분석에 있어서 가능한 한 참여자의 말을 그대로 옮겨 자료를 축약한 후 개념화하고 그 의미를 중시하여 범주화하면서 자료의 의미가 변환되지 않도록 신중을 기하였다. 또한 연구과정을 근거 이론 방법에서 제시하고 있는 방법(Strauss & Corbin, 1990)에 준하여 실시하였다.

제4장 암환아 부모의 불확실성 경험의 실체이론

본 장에서는 암환아 부모의 불확실성 정도, 암환아 부모의 불확실성 경험 과정 그리고 방법론적 triangulation의 적용에 따라 나타난 불확실성 정도에 따른 불확실성 경험 양상의 비교의 순으로 기술하였다.

I. 암환아 부모의 불확실성 정도

1. 암환아 및 부모의 일반적 특성

연구참여자는 105가족의 암환아 부모 140명으로 어머니 105명, 아버지 35명으로 구성되어 있으며, 암환아 및 부모의 일반적 특성은 다음과 같다〈부록 1〉.

암환아의 연령은 평균 6.0세로 3-6세의 학령 전기 아동이 37.1%(39명)로 가장 많았으며, 아동의 성별은 남아가 57.7%(60명), 여아가 42.3%(45명)이었다. 출생 순위는 맏이가 46.2%(48명)로 가장 많았고 그 다음은 막내(30.8%), 중간(13.5%), 외동(9.6%)의 순으로 나타났으며, 환아의 형제 수는 둘인 경우가 60.2%(62명)로 가장 많았다. 증상 발현 후 경과 기간은 평균 15.6개월로 6개월 미만이 41.6%(43명)로 가장 많았고, 1년-3년 미만이 32.4%(34명), 6개월에서 1년 미만이 15.2%(16명), 3년-5년 미만이 9.5%(10명) 그리고 5년 이상이 1.9%(2명)로 나타났다. 암환아 아동의 진단명은 백혈병이 63.5%(67명)로 가장 많았고, 그 다음으로 신경아세포종이 16.3%(17명), Wilm's 종양이 3.8%(4명), 소아횡문근육종이 2.9%(3명), 기타 13.5% (14명)의 순으로 나타났다.

입원 경험은 5회 이상이 56.3%(58명)로 가장 많았고 그 다음으로 1-2회가 31.1%(32명), 3-4회가 6.8%(7명), 입원한 경험이 없는 경우는 5.8%(6명)로 나타났다.

암환아 가족의 형태는 핵가족이 89.1%(90명)로 대부분을 차지하였고 대가족이 10.9%(11명)로 나타났다. 가족의 구성원 수는 4-5명이 73.3%(77명)로 가장 많았고 3명인 경우가 17.1%(18명), 6명 이상이 9.5%(10명)로 나타났다. 의료비 지불 형태는 의료보험이 87%(87명)로 가장 많았고 의료 보호 12%(12명), 일반 1%(1명)로 나타났다.

암환아 아버지의 연령은 평균 37.0세이며 30-39세가 66.7%(70명)로 가장 많았고, 그 다음으로 40-49세가 26.7%(28명), 30세 미만이 6.6%(7명)로 나타났다. 어머니 연령은 평균 33.6세로 30-39세가 63.8%(67명)로 가장 많았으며 그 다음으로 30세 미만이 25.7%(27명), 40-49세가 10.5%(11명)로 나타났다.

암환아 아버지의 교육 정도는 고졸이 52.0%(52명)로 가장 많았고 그 다음으로 대졸 이상이 44.0%(44명), 중졸 이하가 4%(4명)로 나타났다. 어머니의 교육 정도는 고졸이 69.7%(69명)로 가장 많았고 그 다음으로 대졸 이상이 21.2%(21명), 중졸 이하가 9.1%(9명)로 나타났다.

암환아 어머니의 직업 여부는 미취업이 87.4%(83명)를 차지하여 환아의 간호에 대부분 전념하고 있는 것으로 나타났고, 전일제 취업이 7.4%(11명), 시간제 취업은 5.3%(5명)로 나타났다. 가족의 수입 정도는 월 평균 151.6만 원으로 100-200만 원이 57.1%(60명)로 가장 많았고, 그 다음으로 100만 원 미만이 38.1%(40명), 200만 원 이상이 4.8%(5명)로 나타났다.

암환아 가족의 종교는 기독교가 32.8%(43명)로 가장 많았고, 불교 29.0%(38명), 천주교 6.9%(9명), 없음 30.5%(40명), 기타 0.8%(1명)의 순으로 나타나 약 70% 정도가 종교를 가지고 있는 것으로 나타났다.

의료인에 대한 신뢰 정도는 평점 1.86(SD=0.46)으로 암환아 부모 대부

분이 의료인에 대해 신뢰감을 나타냈으며 '신뢰하는 편이다'가 77.2%(105
명)로 가장 많았으며 '매우 신뢰한다'가 18.4%(25명), '신뢰하지 않는 편
이다'가 4.4%(6명)로 나타났고 '전혀 신뢰하지 않는다'고 답변한 경우는
없었다. 주변의 지지 인지 정도는 평점 2.15(SD=0.81)로 '지지를 받고 있
는 편이다'가 59.1%(81명)로 가장 많았고, '매우 지지를 받고 있다'가
17.5%(24명), '지지를 받지 못하는 편이다'가 14.6%(20명), '전혀 지지를
받고 있지 못하다'가 8.8%(12명)로 나타나 대체로 주변의 지지를 인지하
고 있는 것으로 나타났다. 환아 질병의 심각성 인지 정도는 평점 1.84(SD
=0.63)로 '심각한 편이다'가 66.7%(92명)로 가장 많았고, '매우 심각하다'
가 26.1%(36명), '심각하지 않은 편이다'가 4.3%(6명), '전혀 심각하지 않
다'가 2.9%(4명)로 나타나 암환아 부모 대부분은 자녀의 질병 상태를 심
각하게 인지하고 있는 것으로 나타났다.

2. 암환아 부모의 불확실성 정도

암환아 부모의 불확실성 정도는 다음과 같다.

암환아 부모가 환아의 질병으로 인해 인지하는 불확실성 정도는 최
소 38점에서 최대 94점까지의 범위를 나타내었으며 평균 점수는 67.53
점, 평점 2.41(SD=0.35)이었다〈표 2〉.

또한 불확실성의 하위 개념인 4개 요인의 평점은 명료성의 부족이
2.60(SD=0.16)으로 가장 높게 나타났으며, 불예측성은 2.59(SD=0.42),
애매모호성은 2.51 (SD=0.50)로 비슷한 정도를 보였고, 정보 부족은
1.90(SD=0.40)으로 나타났다.

〈표 2〉 암환아 부모의 불확실성 정도

내 용	문항 수	최 하	최 고	평 균(평점)	표준편차
애 매 모 호 성	12	12	44	30.15 (2.51)	0.50
명료성의 부족	7	12	25	18.20 (2.60)	0.16
불 예 측 성	4	5	16	10.36 (2.59)	0.42
정 보 부 족	5	5	15	9.52 (1.90)	0.40
전 체	28	38	94	67.53 (2.41)	0.35

3. 암환아 부모의 일반적 특성에 따른 불확실성 정도

암환아 부모의 일반적 특성에 따른 불확실성 정도는 다음과 같다.

암환아 및 부모의 일반적 특성에 따른 불확실성 정도는 가족의 월수입 정도(F=4.40, p=.014), 의료인에 대한 신뢰 정도(F=3.16, p=.046), 질병의 심각성 인지 정도(F=4.55, p=.005)에 따라 통계적으로 유의한 차이가 있었으며, 이외의 변수에서는 유의한 차이가 없었다〈부록 1〉.

통계적으로 유의한 차이를 보인 변수들에 대해 실시한 Duncan 사후 검정 결과를 살펴보면 다음과 같다〈표 3〉. 가족의 월별 수입 정도에서는 월 200만 원과 100-200만 원 정도의 수입을 가지고 있는 경우가 100만 원 이하의 수입을 가지고 있는 경우보다 불확실성 정도가 낮은 것으로 나타나(F=4.40, p=.014) 암환아 가족의 경제 상태가 불확실성의 정도에 영향을 미침을 알 수 있었다.

〈표 3〉 일반적 특성에 따른 불확실성 정도

특 성	구 분	평 균	F 값	p-value	Duncan comparison
월수입 정도	100만 원 미만(a)	70.52	4.40	0.014	a*b, a*c
	100-200만 원(b)	65.82			
	200만 원 이상(c)	64.40			
의료인에 대한 신뢰 정도	매우 신뢰한다(a)	63.12	3.16	0.046	a*b, a*c
	신뢰하는 편이다(b)	68.29			
	신뢰하지 않는 편이다(c)	70.33			
	전혀 신뢰하지 않는다(d)	0			
질병 심각성 인지 정도	매우 심각하다(a)	68.42	4.55	0.005	a*d, b*d, c*d
	심각한 편이다(b)	68.00			
	심각하지 않은 편이다(c)	65.83			
	전혀 심각하지 않다(d)	50.50			

*: 두 군 간 유의한 차이가 있음

　의료인에 대한 신뢰 정도 역시 불확실성에 유의한 영향을 미치는 변수로 '매우 신뢰한다'와 '신뢰하는 편이다'에 응답한 부모의 경우가 '신뢰하지 않는 편이다'에 응답한 부모보다 불확실성 정도가 낮은 것으로 나타났다(F=3.16, p=.046).

　질병의 심각성 인지 정도에 따른 불확실성 정도에서도 '매우 심각하다', '심각한 편이다', '심각하지 않은 편이다'에 응답한 부모는 '전혀 심각하지 않다'에 응답한 경우보다 높은 불확실성 정도를 보여 환아 상태에 대한 심각성의 인지 정도가 부모의 불확실성 정도에 영향을 미치는 것을 알 수 있었다(F=4.55, p=.005).

II. 암환아 부모의 불확실성 경험에 대한 개념과 범주

1. 모호성

1) 모호함: 모호함: 질병 확인 지연, 의구심, 궁금함, 불명료함

암환아 부모들은 환아에게 이상 증상이 발현되면서부터 투병 과정 동안 모호함을 경험하는 것으로 나타났다. 대부분의 경우 환아가 암이라는 확진을 받기 전에는 감기와 같은 일반적인 증상들로 시작되어 결과가 금방 명백하게 나타나지 않는다. 또한 진단을 받은 후에도 의료진이 구체적인 설명도 해주지 않고 직접적이기보다는 말을 돌려서 해줌으로 인해 완치율, 생존율, 재발률 또는 질병 원인 및 치료 과정에 대해서 알지 못하여 궁금함이 커진다. 또한 주변의 완치된 사례를 보면서도 과연 완치가 된 것일까 하는 끝없는 의구심들이 나타나 모호함으로 범주화하였다.

질병 확인 지연

X-Ray를 찍었는데 아무 이상이 없는 거예요. (중략)……어떻게 해도 안 되는 거예요. 안되니까 피검사도 해보구, 소아과 선생님도 와서 보고 그랬어요. 근데 피검사를 해도 금방 안 나타났어요. 그래서 다시 00 병원으로 옮겼거든요. 거기서 피검사를 하니까……(참여자 1)

동네 내과에서 검사를 하니깐 빈혈기만 있는 것 같다고……그래도 별 차도 없어서 여기저기 다녔는데 모르겠더라구요. 큰 데 가서 검사를 하니까……(참여자 5)

처음에 00이 같은 경우에는 다른 병원에서 몰랐었어요. (중략)……그냥 별 이상이 없다는 거예요. 애는 계속 등이 아프다고 그러는데도 계

속 병원에서는 괜찮다는 거예요. ……잘 모르더라구요. (참여자 2)

의구심

치료가 끝나고 다 나았다고 한 애들이 왔는데, 얼굴에 병색이 너무 너무 짙은 거예요. '어머, 저 사람들 정말 완치된 사람들 맞나?' 막 이런 생각이 들었었어요. (참여자 2)

궁금함

어떤 과정의 치료를 하느냐, 또 수술은 해야 되느냐, 방사선 조사는 하느냐, 또 그러면 시간이 얼마나 걸리느냐 하는 것 등에 대해 궁금했죠. (참여자 8)

불명료함

처음에 선생님이 설명을 하시는데 무슨 소리인지 모르겠더라구요. 이야기를 해 주시는데 구체적으로 어떤거다라고 이야기를 안 해줘요. 그냥 빙빙 돌려서 말씀하시고……(참여자 3)

뭐가 뭔지 모르고 있는데 수간호사님이 이상야릇한 말을 하죠, 처음 병실에 들어갔을 때 다른 엄마들은 병실에 함부로 들어오지 말라고 하죠, 그 땐 너무 너무 불안하더라구요. (참여자 2)

수술하면 낫겠다던가 아니면 언제쯤이면 결과를 알 수 있겠다는 말이라도 해주면 좋은데 이건 '알 수 없다', '장담할 수 없다'……이 선생님은 정말 흐리게 이야기하는 거예요. ……정확하게 말을 안 해주는 거예요. (참여자 6)

2) 혼란: 혼란스러움, 갈등, 오진, 비일관성

암환아 부모는 암이라는 진단에 대해 의료진이 도대체 무슨 말을 하는지 이해하지 못하고, 어린아이에게 암이라는 진단이 내려진 것에 대해 오히려 이상하다고 생각하는 혼란스러움을 경험한다. 또한 암이라는 진단이 내려지기 전에 빈혈, 관절염, 늑막염 등의 오진에 따른 치료를 시도하다가 암이라는 확진을 받게 된다. 치료 과정 중에는 환아 상태의 경중이 반복되면서 병원을 옮겨야 할지 말아야 할지 등에 대해 갈등하게 되고 담당 주치의들이 자주 바뀜으로 인해 일관적이지 못한 의학적 치료 행위를 경험하는 것으로 나타나 이러한 것들을 혼란으로 범주화하였다.

혼란스러움

선생님이 이런 경우 저런 경우 죽 설명을 해 주시는데, 정리가 안 되는 거예요. 그때부터 이제 꿈결을 헤매는 듯한 그런 거 있잖아요. 잠을 덜 깬 듯한 그런 기분……지금 이게 현실인지 아닌지 너무 혼란스러웠어요. (참여자 3)

……뭐가 뭔지 모르겠더라구요. 공중으로 그냥 떠다니는 것 같고…… (참여자 7)

갈등

차도가 없을 때는 생각이 좀 많이 심각해지죠. 그래서 어떤 땐 딴 데로 가볼까? 하고. 다른 곳으로 가면 더 좋은 치료를 받아 볼 수 있는 건 아닐까 하고 망설여 질 때가 많더라구요. (참여자 8)

애가 괜찮다가 좀 상태가 안 좋아지면 생각이 좀 달라지기도 해요. 이거 내가 잘 선택해서 온 건가? 좀 더 좋은 치료 방법이 있는 곳으로 가야 되는 건 아닌가 하고……(참여자 9)

오진

집에서 한 다섯 달 넘게 개인 병원에 다녔어요. 그냥 가면 얹혔다고 그러고 감기 기운이 있다고 그래서 그냥 그런 줄 알았어요. (참여자 4)

처음엔 다리가 아프다고 그래서 정형외과에 갔더니 관절염이라고 그러는 거예요. 그래서 이렇게 어린애한테도 관절염이 올 수 있나

고 하니깐 그럴 수 있다고……(참여자 1)

늑막염이라고 그래서 그런 줄 알고 병원에서 한 주일 치료받았어요.
(참여자 3)

비일관성

주치의 선생님이 너무 자주 바뀌는 것 같아요. 최소한 6개월에 한
번이면은 아이를 완전히 판단을 할 수 있는데 너무 자주 바뀌니까,
이거는 애에 대해서 파악할 만하면은 바뀌고……(참여자 2)

병원에 있어 보니까 주치의가 한 달 두 달 주기로 바뀌잖아요. (중
략)……장기환자들은 혈관이 소중한데 이건 주사 놓는 것에 익숙
해 질 만하면 바뀌니까……(참여자 3)

특히 인턴, 레지던트들 변동이 심한 것 같애요. 소아과는 다른 단
일과 하고는 달라서 여러 분야를 봐야 하니까 그럴거라는 생각은
들지만 너무 자주 순환되는 거 아닌가 하는 생각이 들더라구요.
(참여자 8)

2. 비일상성

1) 낯설음: 낯선 환경, 생소한 역할, 생소한 전문용어

암환아 부모들은 전혀 생각지도 못했던 병을 자신의 자녀가 걸리게
됨으로써 많은 생소함을 경험하게 된다. 즉, 병원에 입원하여서도 암환
아들만 따로 관리하는 병실에 입원하게 되어 겪게 되는 환경에 대한
낯설음, 환아 간호 시 새로운 치료적 섭생법을 이행해야 하는 역할에
대한 생소함, 그리고 의료진이 사용하는 전문용어 때문에도 매우 생소
한 경험을 하게 되므로 이를 낯설음으로 범주화하였다.

낯선 환경

병실에 딱 들어갔는데 거기서 놀랬어요. 병실에서 애들을 보는 순간 거기서 놀랜 거예요. 애들 얼굴은 퉁퉁 부어 있고, 어떤 애는 눈도 툭 튀어나와 있고……(참여자 2)

그 병실에 처음 들어갔을 때 그 분위기가 너무 너무 어색한 거예요. 어떤 애는 머리카락은 하나도 없죠, 이쪽에는 열나서 누워 있죠, 또 어떤 애는 뭘 주렁주렁 달았죠……(참여자 3)

생소한 역할

처음 퇴원해서 집에 왔는데 너무 걱정이 되더라구요. 병원에 있을 땐 선생님, 간호사들도 계시니깐 괜찮은데, 집에 딱 돌아왔을 땐 가슴이 막 벌렁벌렁 거리고 이걸 어떻게 해야 되나……늘 하는 청소지만, 다르게 해야 할 것 같은 기분이고. 더 닦고 훨씬 더 치우고……(참여자 3)

생소한 전문용어

부모들은 맨 처음에는 '백혈구' 이런 말이 생전 처음 듣는 용어거든요. 혈액검사 결과도 다 영어이고 숫자로 나오니까 그것도 굉장히 낯설고…… (참여자 9)

우리가 생전 그런 수치 같은 거를 들어봤어야지요. 회진할 때도 무슨 말을 하는데 전혀 알아들을 수가 없고……(참여자 2)

2) 변화됨: 이상 증상 발현, 상태 악화, 합병증 유발, 치료 부작용

환아가 암이라는 진단을 받기 전에 코피가 난다던가 다리나 등이 아프다든가 하는 신체의 이상 증상 발현과 치료 과정 중의 갑작스러운 상태 악화, 예상치 못했던 합병증의 유발, 치료 중 맹장 파열, 언어 장애가 생기는 등 갑작스러운 치료 부작용은 환아의 상태가 변화되는 현상이므로 변화됨으로 범주화하였다.

이상 증상 발현

처음엔 그냥 다리가 좀 아파 왔어요. (참여자 1)

애가 계속 잠만 자는 거예요. (중략)⋯⋯근데 또 애가 감기처럼 증상이 나타나는 거예요. (중략) 그러다 구토하고 소화불량 증상이 있었는데, ⋯⋯배를 마사지 해 주는데 배가 좀 뽈록하더라구요. 그런데 옆구리에서 뭔가 만져지는 거예요. (참여자 6)

처음에는 애가 무릎이 아프다 그러고, 자꾸 코피 나고 애가 쉬 피로하면서 누웠다 하면 자요. (참여자 5)

상태 악화

갈수록 더 심해져서 아예 걷지를 못하는 거예요. 만지면 애가 울구불구 난리가 나는 거예요. (중략)⋯⋯간이 점점 붓는다고 그러더라구요. (참여자 1)

처음엔 감기 기운 같았는데 점점 심해져서 자꾸 토하고-그러더니 왼쪽으로 마비가 오는 거예요. ⋯⋯애가 너무 너무 토하다 보니까 점점 의식이 없어졌어요. 나중에는 정신을 잃고 동공도 열렸다고⋯⋯(참여자 4)

점점 더 열이 심해지고 늑막 쪽도 아파 오는 거예요. 늑막 쪽에 염증이 생겼다고⋯⋯(참여자 5)

⋯⋯어떤 땐 치료가 잘 되다가도 갑자기 악화가 되니까, 부모 입장에서는 그런 게 불안하고 초조하고 그렇죠. (참여자 9)

합병증 유발

몇 만 명 중에 2-3명 정도 나오는 건데, 00는 맹장 쪽에 뭔가 생겼어요. 합병증이라고⋯⋯고름 덩어리인지 뭔지 모르겠는데, 제가 만져도 탁구공만한 게 있어요. (참여자 1)

치료 부작용

항암치료하면서 약 부작용으로 해서 아이의 상태가 많이 안 좋아
졌어요. 너무 힘든 상태에서 항암 주사 맞고 하니까는 부작용으로
혀가 돌아간 상태이고, 항암치료 받는 약이 엄청 독한 약인데 그거
받으면서 맹장까지 터져 버려가지고…… (참여자 5)

약 먹고 구토하기도 하고 어떤 때는 입안이 까맣게 되기도 해요……
약을 투약하기만 하면 입안에 궤양이 생기기 시작하는 거예요. ……
우리 애는 치료 다하고 나서 시력이 떨어졌어요. (참여자 7)

치료 과정 중에 항암치료하면서 면역력이 떨어져서 그런지 아구창
하고 망막 질환이 한두 번 정도 왔었어요. (참여자 8)

3. 불가측성

1) 불투명함: 불투명, 알 수 없는 예후

환아의 치료 후 골수에서 비정상적 백혈구가 보이는 등 예측하지 못
했던 치료적 결과가 나타나 과연 완치될 수 있을지에 대한 생존에 대
한 불투명함과 질병에 대한 원인, 치료 효과 등에 대해서도 확실한 결
과들이 제시되지 않아 결국은 환아의 예후를 예측할 수 없는 현상은
불투명함으로 범주화하였다.

불투명

정말 완치율이 높을까, 고친 애두 있다 그랬는데……어휴, 정말 고
친 애가 있을까, 우리 00도 정말 나을 수 있을까? 그럴까? (중
략)……왜, 치료 잘 끝나구 이제 와서 척수 검사에서 비정상적인
백혈구가 보였을까, 완치가 없는 건 아닌가……(참여자 2)

어느 정도 완치가 될 수 있을까, 80%는 가능하다고 했는데, 정말 완치가 될까, 중간에 잘못되는 것은 아닐까 하는 불안함이 늘 있죠. (참여자 9)

무엇보다도 끝까지 지켜 주지 못할까봐 그게 제일 불안하죠. (참여자 4)

알 수 없는 예후

치료 기간 한 2년 견디는 게 문제가 아니고 2년에 끝난다는 보장이 없으니까……낫은 경우가 거의 없었대요. 그러니까 어느 정도 번져 있는지, 상황이 어느 정도 심한 건지도 전혀 모르는 거예요. (참여자 6)

4. 막막함

1) 암담함: 답답함, 막연함, 기막힘, 난감함, 무대책

암환아 부모는 처음 암으로 진단 받았을 때 그 감정을 어떻게 표현해야 할지 모르는 답답함과 기막힘을 경험하는 경우가 많았다. 또한 앞으로 어떻게 해야 할지 막연하기만 하고 아무런 대책도 세울 수가 없으며 환아에게도 어떻게 알려주어야 할지 무척 난감함을 경험하는 경우가 많아 이를 암담함으로 범주화하였다.

답답함

옛날에는 '어머 쟤 백혈병이래. 참 안됐다.' 이런 정도였기 때문에 실제로 이 병에 대해서 내가 아는 건 하나두 없는 거예요. 아무런 상식이 없는 거잖아요. 그러니까 누가 이 병에 대해서 얘기를 해 줬으면 좋겠는데, 아무도 얘기를 안 해주니까 그게 너무 너무 답답하더라구요. (중략)……그리고 아는 게 없으니까 물어 볼 것도 없더라구요. (중략)……그렇게 지내면서 자꾸 답답한 거예요. (참여자 2)

백혈병이라는 거는 라스트 콘서트 같은 영화에서 아름답게만 보아 왔지 실제로 내가 알구 있는 것은 아무것도 없는 거예요. ……애가 나을지, 어떻게 먹여야 할지, 약을 어떻게 써야할 지, 우리 애는 암이라는데 아는 게 너무 없는 거야. 물어 보는 것도 뭘 좀 알아야 물어 보는 거지, 모르니깐 질문도 없어.
(참여자 4)

어떻게 될지 모르는 거죠. 그게 정말, '수술하면 낫겠습니다' 그러면은 암이라도 정말 다른 생각을 안 할 건데 '열어 봐야 알겠다. 그리고 장담 못한다' 그렇게만 이야기하니깐……(참여자 6)

막연함
너무 너무 막연하고, 이거 가만있으면 안 될 것 같고……(참여자 3)

백혈병이라는데 앞이 캄캄할 뿐이고 치료가 되기는 하는 건지 막연할 뿐이지……(참여자 7)

기막힘
아휴-너무 기가 막히기도 하고……마지막 가는 날까지 아이는 아파하는데 엄마들이 더 이상 해줄게 없더라구요. 엄마들이 해줄게 없으니까 너무 너무 기가 막혀요. (참여자 5)

처음에 그런 병(백혈병)에 걸렸다고 하니까는 뭐라고 말로는 다 표현할 수가 없더라구요. (참여자 5)

어떻게 그 기분을 표현할 수 가 없어요. ……어느 부모나 다 마찬가지겠지만 백혈이라는 말을 딱 들었을 때는 말로는 다 표현할 수가 없드라구요. (참여자 1)

난감함
아이한테 어떻게 얘기를 해주어야 할지 마음의 준비가 되어 있지

않았었거든요. 애한테 얘기를 해주긴 해 주어야 하겠는데 어떻게 얘기를 해 주어야 할지……(참여자 2)

00이 한테 뭐라고 어떻게 말을 해야 할지 몰라서 말을 빙빙 돌리니깐…… (참여자 5)

병명 떨어질 때보다 가슴이 더 뛰는 거예요. 애는 등이 아파서만 온 것으로 생각을 하는데, 뭐라고 설득을 시켜야 되나, 내가 어떻게 할 줄을 모르겠고 그때 더 당황했던 것 같애요. (참여자 2)

무대책
이제 애에 대해서 어떻게 대처해야겠다 그런 생각들은 잘 안하게 되요. 그냥 당장의 앞만 내다보고……(참여자 4)

병명도 정확히 모르고 그러니까 너무 너무 대책이 없는 거예요. (참여자 6)

2) 절실함: 간절함, 절박함

암환아 부모는 자신의 자녀가 암이라는 진단을 받기 전 검사 결과를 기다리는 동안 제발 암이 아니기를 간절히 바라며 진단이 내려진 후에도 환아의 생사를 의료진에게 매달릴 수밖에 없는 절박한 경험을 나타내는 경우로 이를 절실함으로 범주화하였다.

간절함
하느님, 제발 선생님이 저한테 백혈이라는 단어, 그 말만 선생님 입에서 안 나오게 해 달라고 막 빌고 그랬어요. (참여자 1)

어딘가 매달려 봐야 될 거 같고, 이거 가만있으면 안 되겠다는 생각도 들고 그랬어요. 교회를 가야 하나, 어디를 가야 하나, 아기가

나을 수 있다면 뭐든지 할 것 같더라구요. 기도도 해보기도 하고……너무 너무 절실하니까……(참여자 3)

절박함

이제 그 진단(백혈병) 받고는 선생님한테 매달리는 거 외에는 달리 방법이 없었어요. 전문으로 하시니까. ……우리는 참 절박한 거야. (참여자 7)

3) 좌절감: 상실감, 절망감, 안타까움, 후회스러움, 황당함, 허탈함, 속상함

암환아 부모는 환아의 암진단 전 과정에서부터 암진단 후 계속적으로 질병의 경중이 반복되면서 환아를 잃어버릴지도 모른다는 상실감과 절망감 등을 경험하며, 치료 과정 중에 '내가 그때 왜 그렇게 밖에 하지 못했을까' 하는 등의 후회스러움을 경험하게 된다. 대부분의 암환아들은 고통스러운 치료 과정과 알 수 없는 고열에 시달리게 되는데 부모들은 이 모습을 지켜보면서 자신이 대신해 줄 수 없는 현실에 대해 안타까움을 느낀다. 또한 많은 경우에서 환아의 갑작스러운 암이라는 진단에 대해 황당함과 허탈함을 느끼게 되어 이러한 경험들을 좌절감으로 범주화하였다.

상실감

이거는 근데 두 번 아이를 잃는다는 느낌이 들고……(참여자 1)

절망감

그리고 나서는 잠을 잘 수가 없는 거예요. (참여자 1)

……어떻게 잠이 오겠어요. 자기 자식이 암이라는데, ……처음 거의 한달은 잠을 못자요. (참여자 2)

우리 아이의 (질병의) 종류가 아주 드문 거래요. 그리고 이제까지 성
공한 케이스도 없었고, 그전에 어떤 애도 실패했는데……그러니까 약
을 정확하게 모른다기보다는 약이 없다는 말이 맞겠죠. (참여자 6)

하늘이 노랗고 앞이 깜깜하고 하여튼 넋이 나가서……밑으로 뚝
떨어지는 것 같애요……무슨 골짜기로 뚝 떨어지는 것 같애요. (참
여자 7)

거의 확률이 없다고 하는데 그때는 진짜 앞이 안 보이죠. ……내
다리가 안 보일 정도로 캄캄하죠. (참여자 1)

……하늘이 무너지는 느낌을 받았어요. (참여자 2)

처음에 그거(암이라는 말) 들었을 때는 아무 생각이 안 나더라구
요. 앞이 캄캄하고 어떻게 해야겠다는 생각조차 안 들더라구요.
(참여자 10)

안타까움

애가 너무 힘들어하고 아파하고……그러니깐 애는 먹지 못하고 너
무 힘들어하는 상태에서……보통 애들이 의사 선생님을 무서워하
잖아요. 근데 너무 아프니까 '엄마, 나 살려줘, 나 살고 싶어. 너무
아퍼. 선생님 불러 줘' 그러는 거예요. (참여자 1)

나중에는 열이 나서 덜덜 떨리는데, 추운데 얼음 채우고 있으니 그
게 제일 속상하더라구요. 그럴 땐 진짜 이불을 요렇게 살짝 덮어
주고 싶죠. 그래도 어쩔 수 없이 얼음을 채우니까, 차라리 내가 아
팠으면……가슴이 찢어지는 것 같죠. (참여자 3)

……혈관을 찾지 못하고 자꾸 찌르기만 하니까 애는 막 우는데 그
래도 계속 찔러 대고, 그땐 너무 속상하더라구요. (참여자 10)

안타까움

얘네 들은 장기간 치료를 받는 애들이라 혈관 찾기가 무척 어려워요. 그래서 어떤 때는 여러 번 찌르기도 하니까……애들은 아프다고 울고, 지치고, 파죽이 되는 거예요. (참여자 9)

엄마들이 다 그래요. 척수 검사 그것만 좀 안했으면 좋겠다고……그거 하고 나면 애들이 너무 아파하고 움직이지도 못하니까……(참여자 2)

일단 약물치료 시작하면 아이들이 먹지도 못하고 너무 너무 힘들어해요. (참여자 5)

후회스러움

병은 부모가 어쩔 수 없는 거지만 간호하다가 애를 탈수시킨 건 엄마 책임인 거예요. 엄마가 병원에 빨리 왔었어야 하는 건데, 방치했기 때문에 상태가 더 나빠진 거잖아요. 그렇게 되니깐 자책감이 더 크고[한숨]. 엄마가 똑똑하면 애 안 아프게 하고 치료도 잘 받고 할 텐데, 엄마가 둔하게 해서 신경에 손상까지 오고……'그때 빨리 올걸, 아무것도 아닌 거는 막 쫓아오면서 왜 이리 못 맞추나' 하고 그때 빨리 병원에 오지 않은 게 후회스럽고 그래요. (참여자 6)

이런 아이들은 부모들이 자식한테 죄의식이 있잖아요. (참여자 1)

괜히 엄마, 아빠 잘못 만나 저런 고생을 하는구나 그런 생각을 하니까 괜히 미안하고……(참여자 5)

황당함

느낌은 뭐 황당하고……'암, 암이야? 참 황당하구만' 그런 생각이 들었죠. (참여자 8)

허탈함

우리 애는 죽을지 살지도 모르고, 이게 어떤 것이지도 부모가 전혀 모르는데, 너무 허탈한 거예요. (참여자 6)

속상함

간호사님이고 의사 선생님이고 오셔서 청진기 한 번 대어 주는 것, 손 한번 어루만져 주는 거 이것까지 다 신경이 쓰여요. 걔만 이름 불러 주고 걔만 이뻐해도 그것도 가슴 아프고, 그런 게 있어요. (참여자 5)

회진할 때 다른 애 앞에서는 한참 서 있고 우리 애는 괜찮다 생각하고 휙 지나가면 사실은 별거 아닐 수도 있는데 그 당시는 속에서 막 열이 나죠. (참여자 2)

우리 애가 아직 개구리가 땅속에서 자는 걸 모르거든요. 근데 하루는 '엄마, 나 땅속에 가고 싶어' 그러는 거예요. 그때 너무 너무 놀랬어요. 그래서 '00야, 왜 그런 말을 하는 거야, 왜 땅속에 가고 싶어?' 그랬더니, '엄마 개구리가 땅속에 있잖아, 그래서 나도 가고 싶어' 그러는 거예요. 그때는 정말 너무 놀랐어요. (참여자 1)

4) 불안함: 겁이남, 두려움, 걱정됨, 불안함, 불길함, 초조함, 예민함, 당황스러움

암환아 부모는 암이라는 사형선고 같은 진단에 대해 앞으로를 기약할 수 없고 불투명한 치료 과정을 겪으면서 그리고 주변 환아의 사망과 같은 부정적 사례 등을 보면서 겁이 나고 두렵고 불안해하고 당황하는 등의 감정을 경험하는 경우가 많았다. 또한 혹시나 환아가 잘못되지는 않을까 하는 불길한 마음이 늘 마음 한 구석에 자리잡고 있으며, 진단 결과를 기다리거나 치료 경과를 보기 위한 검사 결과를 기다릴 때, 그리고 치료가 잘되다가도 환아 상태가 갑자기 나빠질 때 매우 초조해진다. 또한 의료진의 무심코 지나치는 행동 등에 대해서도 예민한 반응을 보이게 되는데 이러한 감정들은 불안한 정서의 표현으로 보아 이를 불안감으로 범주화하였다.

겁이 남

애네 아빠는 겁이 나서 못 가고 나도 겁이 나고, ……근데 병원에 가긴 갔는데, 다리도 떨리고, 못보고, 너무 겁도 나고……(참여자 1)

어떻게 해야 할지 가슴이 막 벌렁거리는 거예요. (참여자 5)

두려움

진단 받고 나서는 내일이 무섭고……병원에 가면 자꾸 이런 말 저런 말 하게 되니까 병원에 가는 것이 어떤 때는 무서워요. (참여자 1)

집에서 갑자기 열나고 그럴 때, 병원에 가면서 죽을까봐, ……어떻게 될까봐 그게 가장 두렵더라구요. (참여자 10)
병실에 딱 들어갔는데 거기서 놀랬어요. 병실에서 애들을 보는 순간 거기서 놀랜 거예요. 애들 얼굴은 퉁퉁 부어 있고, 어떤 애는 눈도 툭 튀어나와 있고……(참여자 2)

그 병실에 처음 들어갔을 때 그 분위기가 너무 너무 어색한 거예요. 어떤 애는 머리카락은 하나도 없죠, 이쪽에는 열나서 누워 있죠, 또 어떤 애는 뭘 주렁주렁 달았죠……(참여자 3)

걱정됨

처음 퇴원해서 집에 왔는데 너무 걱정이 되더라구요. 병원에 있을 땐 선생님, 간호사들도 계시니깐 괜찮은데, 집에 딱 돌아왔을 땐 가슴이 막 벌렁벌렁 거리고 이걸 어떻게 해야 되나……늘 하는 청소지만, 다르게 해야 할 것 같은 기분이고. 더 닦고 훨씬 더 치우고……(참여자 3)

불안함

처음에 선생님이 설명을 하시는데 무슨 소리인지 모르겠더라구요.
이야기를 해 주시는데 구체적으로 어떤거다라고 이야기를 안 해줘
요. 그냥 빙빙 돌려서 말씀하시고……(참여자 3)

뭐가 뭔지 모르고 있는데 수간호사님이 이상야릇한 말을 하죠, 처
음 병실에 들어갔을 때 다른 엄마들은 병실에 함부로 들어오지 말
라고 하죠. 그 땐 너무 너무 불안하더라구요. (참여자 2)

수술하면 낫겠다던가 아니면 언제쯤이면 결과를 알 수 있겠다는
말이라도 해주면 좋은데 이건 '알 수 없다', '장담할 수 없다'……이
선생님은 정말 흐리게 이야기 하는 거예요. ……정확하게 말을 안
해주는 거예요. (참여자 6)

불길함

처음에 등이 아파서 병원에 갔는데 특별하게 이상이 없다고 그러
는데도 엄마 느낌은 벌써 틀렸어요. (중략)……계속 별 이상 없다
는 거예요. 근데 느낌이 안 좋더라구요. (참여자 2)
병원에서는 그냥 괜찮다고 해도 뭔가 애가 심상치 않다 싶었어요.
(참여자 4)

당황스러움, 초조함

주변에서 같이 입원해 있던 아이가 가고 그러면 마음이 초조해지
고 당황스럽고 그렇죠. (참여자 9)

처음에 아이한테 뭐라고 알려야 할지 모르고 고민하고 있었는데,
하루는 주치의가 와서 너무나 아무렇지도 않게 '너 백혈이잖아' 그
러는거예요. 그것도 세 번씩이나. 그때 진단 받았을 때보다 더 어
떻게 해야 할지를 모르겠더라구요. (참여자 2)

예민함

간호사님이고 의사 선생님이고 오셔서 청진기 한 번 대어 주는 것, 손 한번 어루만져 주는 거 이것까지 다 신경이 쓰여요. 걔만 이름 불러 주고 걔만 이뻐해도 그것도 가슴 아프고, 그런 게 있어요. (참여자 5)

회진할 때 다른 애 앞에서는 한참 서 있고 우리 애는 괜찮다 생각하고 휙 지나가면 사실은 별거 아닐 수도 있는데 그 당시는 속에서 막 열이 나죠. (참여자 2)

우리 애가 아직 개구리가 땅속에서 자는 걸 모르거든요. 근데 하루는 '엄마, 나 땅속에 가고 싶어' 그러는 거예요. 그때 너무 너무 놀랬어요. 그래서 '00야, 왜 그런 말을 하는 거야, 왜 땅속에 가고 싶어?' 그랬더니, '엄마 개구리가 땅속에 있잖아, 그래서 나도 가고 싶어' 그러는 거예요. 그때는 정말 너무 놀랐어요. (참여자 1)

5. 심각성

1) 고통: 환아의 신체적 고통, 환아의 정신적 고통, 고통스러운 치료 과정, 조절되지 않는 고열

환아는 질병 자체로 신체적인 통증을 호소하거나 정신적으로 위축되어 말을 하지 않고 우울증에 빠지는 등의 정신적 고통을 경험하게 된다. 또한 암의 진단과 치료 과정 중에 포함되는 척수 및 골수 천자 등의 검사 시의 고통, 항암치료 및 방사선치료로 먹지 못하고 토하고 탈모되는 신체적 고통, 질병이 만성화됨에 따라 혈관을 찾기 어려워 주사 시 여러 번 찔러져야 하는 등 진단과 치료 과정 중의 고통을 경험하고 있다. 또한 항암치료와 면역력의 저하로 인해 해열제나 항생제 투여로도 효과가 나타나지 않고 몇 주씩 지속되는 알 수 없는 고열 등의 경험도 고통으로 범주화하였다.

환아의 신체적 고통, 안타까움

애가 너무 힘들어하고 아파하고……그러니깐 애는 먹지 못하고 너무 힘들어하는 상태에서……보통 애들이 의사 선생님을 무서워하잖아요. 근데 너무 아프니까 '엄마, 나 살려줘, 나 살고 싶어. 너무 아퍼. 선생님 불러 줘' 그러는 거예요. (참여자 1)

환아의 정신적 고통

할 얘기가 있어도 하지도 않고 음악이나 듣고 그러니까 애가 우울증도 걸리고…… (참여자 5)

고통스러운 치료 과정, 안타까움

얘네 들은 장기간 치료를 받는 애들이라 혈관 찾기가 무척 어려워요. 그래서 어떤 때는 여러 번 찌르기도 하니까……애들은 아프다고 울고, 지치고, 파죽이 되는 거예요. (참여자 9)

엄마들이 다 그래요. 척수 검사 그것만 좀 안했으면 좋겠다고……그거하고 나면 애들이 너무 아파하고 움직이지도 못하니까……
(참여자 2)

일단 약물치료 시작하면 아이들이 먹지도 못하고 너무 너무 힘들어해요. (참여자 5)

조절되지 않는 고열

무슨 이유가 있어서 열이 나면 항생제라도 맞고 2-3일 정도 있다가 열이 확 잡혀 주면 좋은데……해열제도 안 듣고 그렇다고 항생제 계속 맞아도 들어야 말이지요, 안 듣더라구요. (참여자 5)

2) 비관적 전망: 희귀한 질병, 질병의 전이, 낮은 생존율

암은 발생 부위가 아닌 다른 신체기관으로 전이되는 특성이 있으며 경우에 따라서는 어떤 종류의 암인지 조차 확실하지 않아 치료의 방향 설정이 어려워져 5년 이상의 생존율도 떨어지는 등 완치의 어려움을 겪게 되므로 비관적 전망으로 범주화하였다.

희귀한 질병, 절망감

우리 아이의 (질병의) 종류가 아주 드문 거래요. 그리고 이제까지 성공한 케이스도 없었고, 그전에 어떤 애도 실패했는데……그러니까 약을 정확하게 모른다기보다는 약이 없다는 말이 맞겠죠. (참여자 6)

질병의 전이, 낮은 생존율

이게(암이) 전이가 되었어요. ……양쪽이 다 전이되었을 때는 힘들다고 그러더라구요. (참여자 10)

낮은 생존율

어떻게 될지 모르는 거죠. 그게 정말, '수술하면 낫겠습니다' 그러면은 암이라도 정말 다른 생각을 안 할 건데 '열어 봐야 알겠다. 그리고 장담 못한다' 그렇게만 이야기하니깐……(참여자 6)

6. 순탄성

1) 순조로움: 순조로운 치료 과정, 환아 순응

암의 진단 후 치료적인 과정을 밟아 나감에 있어 갑자기 상태가 악화된다던가 검사 결과가 나빠지는 등의 큰 어려움 없이 계획된 치료적 절차에 따라 잘 진행되어져 가고 환아 역시 짜증내고 보채기보다는 부모의 말을 잘 따라 주고 잘 적응해 가는 현상으로 이를 순조로움으로 범주화하였다.

순조로운 치료 과정

우리 00는 스케줄상 차질 없이 잘 지나가 주었어요. 어떤 애들은 혈소판도 떨어지고 해서 몇 번씩 병원에 들락날락 하는 경우도 있는데, 우리 00는 다른 애들처럼 막 힘들어한다거나 병원에 들락거리지는 않았으니까……(참여자 2)

검사 같은 것도 딱 한 번에 끝나고 주사도 딱 한 번에 맞아 주면 그것처럼 좋을 때가 없어요. (참여자 3)

스케줄 이외에 중간에 특별히 아파서 병원에 입원하고 그런 것은 없었어요. 선생님도 항시 치료가 잘 진행된다고 말씀해 주시고…… (참여자 7)

환아 순응

우리 00는 막 안 보채요. 나가 놀고 싶어도 '지금은 나가 놀 수가 없어. 나가면 안돼.' 그거를 스스로 먼저 알아요. 또 '이거 먹어야 너한테 득이돼' 그러면 아무리 먹기 싫어도 먹어 줘요. ……우리 00는 참 잘 따라 주는 편이었어요……우스개 소리로 주변에서 우리 00이 같으면 둘이라도 하겠다 그랬으니까요.[웃음] (참여자 5)

지가 알아서 조심해서 다녀요. 내가 말하지 않아도 지가 마스크도 하고 손 씻고 발 씻고……(참여자 1)

우리 애는 말을 잘 듣는 편이예요. 나가 노는 시간도 잘 지켜주고 나갔다 오면 손 씻고 양치하고……대변보고 물로 헹구기까지 하니까…… (참여자 7)

7. 신　념

1) 의지: 치료 의지, 자기암시, 확신

암환아 부모는 자신의 자녀가 암이라는 진단을 받고 처음에는 무척 당황스럽고 어떻게 해야 할지를 모르다가 점차 치료적인 과정에 적응됨에 따라 그리고 환아에게서 신체적인 고통이 없어질 때는 마치 정상처럼 보이는 자신의 자녀를 보면서 자신이 길바닥에 나앉는 상황이 되더라고 끝까지 치료해 보겠다는 의지를 갖게 되며 스스로에게 환아는 괜찮아 질 것이라는 자기암시와 함께 강한 확신을 하고 있는 현상으로 이를 의지로 범주화하였다.

치료 의지
지금은 진짜 내가 길에 나앉는 한이 있어도 끝까지 치료해야 되겠다 그런 생각을 가져요. 다른 엄마들은 어떨지 몰라도 저는 그래요. (참여자 5)

자기암시
저는 한 번두 나쁜 생각을 해 본적이 없어요. (중략)……'괜찮을 거다. 이 스케줄대로 받아서 가면 괜찮을 거다.' 일부러 그렇게 자꾸 생각했어요. (참여자 2)

확신
저는 항시 괜찮을 거라고 생각했어요. 항상 나을 거라는 확신이 있었어요. (참여자 7)

2) 신뢰감: 의료진에 대한 믿음

환아의 치료적 절차를 진행하는 과정에 있어서 의료진이 치료적 행위들에 대해 믿고 신뢰하는 현상으로 이를 신뢰감으로 범주화하였다.

의료진에 대한 믿음

의료진도 우리 00에게 최선을 다하고 있는 거라고 생각해요. 자꾸
그 사람들(의료진)에게 부정적인 생각 갖고 있으면 치료 못하죠.
(참여자 10)

3) 가치관: 양육관, 책임감

암환아 부모는 환아를 대하는 데 있어서 아프다고 하여 다 받아 주
기보다는 다른 건강한 형제와 마찬가지로 엄하게 대하는 양육관을 보
이거나 반대로 아프니까 다 받아 주는 양육관을 보이는 경우도 있었
다. 또한 부모로서 암환아의 치료에 대한 책임감을 가지고 있으므로
이를 가치관으로 범주화하였다.

양육관

애가 아프다고 토닥거리면 애 망가지겠더라구요. 그래서 저는 때려
주기도 하고 엄하게 대하죠. ……아버지가 무서운걸 알아서 지금도
아버지 말은 잘 들어요. 지금도 엄하죠, 재한테는. 그래야 치료하는
과정에서도 유리할거예요. (참여자 9)

저는 애가 하는 대로 다 받아 주는 편이예요. 저도 많이 힘드니까
그러려니 하고……(참여자 5)

책임감

한때는 내가 대신 아파줬으면 했는데 생각해 보니까 난 절대로 아
파서는 안돼. 죽는 건 물론이고, 아파서도 안돼. 내가 살아 있어야
지 지원을 하고 보호자 노릇을 하지 내가 아프고 보호자인 내가
죽으면 누가 돌봐주죠?……나머지 가족을 위해 내가 살아야 할 의
미이자 권리죠……(참여자 8)

8. 지 지

1) 지지 받음: 감싸줌, 위로 받음, 정보 받음, 격려 받음, 종교적 위안, 토닥거림

암환아 부모는 치료 과정의 고통 중에도 주변의 친구 및 이웃들로부터 격려 받고 선배 엄마들로부터 정보를 받는다거나 종교적으로 기도 받는 등의 지지를 받고 있었으며 가족의 위기 상황에 대해서도 부부가 서로 토닥거림으로 인해 지지하고 있어 이를 지지 받음으로 범주화하였다.

감싸줌

제가 힘들 때 같은 병실에 있는 아줌마들이 완전히 식구예요. 저를 감싸주고 저한테 말 한마디라도 따뜻하게 해주는 분이 있었어요. 힘들 때 같이 힘들어 해주고, 기쁠 때 같이 기뻐해주고……(참여자 1)

위로 받음

속상하고 그러면 병실 엄마들끼리 앉아서 위로도 하고, 전부 다 선배들이니까 어떻게 겪어 왔는지 듣고 그러면 많이 위로가 좀 되요. (참여자 5)

내가 처음에 너무 지치고 힘들 때 하루는 옆에 엄마가 그러더라구요. '내가 밤에 애 봐줄테니까 새벽시장에 한 번 다녀오라고', 그러면 좀 나을 거라고, 그래서 새벽시장에도 몇 번 다녀오고……어떤 엄마들은 말로 위로해 주기도 하지만 어떤 엄마들은 내가 숨이 트일 수 있도록 방법을 가르쳐주기도 하고……그런 것들이 많이 힘이 되고, 서로 위로가 되죠. (참여자 2)

정보받음

다른 엄마들이 어떻게 해야 하는지를 거의 다 가르쳐 줬어요. 피주사

맞을 땐 어떻게 해야 하고, 혈액순환에 포도즙이 좋으니까 사다 먹이
라 하고, 한약을 먹이면 안 된다고도 가르쳐주더라구요. (참여자 2)

처음 병실에 들어가니까 일단은 아이를 잘 먹여야 된다는 것부터
먼저 와 있던 엄마들이 하나부터 열까지 다 가르쳐주었어요. 이것
저것 얘기도 많이 듣고 많이 배웠어요. 아무것도 몰랐는데……(참
여자 3)

처음에 담당 주치의한테 질병에 대한 것부터 앞으로의 치료 방법,
생존율이 70% 정도 될 것이라는 것, 뭐 이런 것들에 대한 기본적
인 설명이 제공되었지요. (참여자 8)

격려받음
처음 진단받았을 때 의사 선생님이 참 힘이 되어 주었어요. 00이는
치료가 잘 되는 연령이니까, 잘 될 거니까 힘내라고……(참여자 7)

종교적 위안
마음이 괴롭고 할 때는 00이 놓고 기도도 하고, 같은 병실에 있는
애들 놓고 기도도 하고 그러는데, 기도하면서 많이 위안이 되죠.
(참여자 5)

토닥거림
우리 처하고 저는 부부 지간에 토닥거려 주는 게 중요하다고 생각해
요. 내가 애기 엄마의 마음을 보듬어 주기도 하고, 또 때로는 제가 마
음 아프고 그러면 처가 감싸주기도 하고, 부부 지간에 항상 감싸주고
이런 게 치료하는 데 굉장히 도움이 될 거예요. (참여자 9)

2) 지지 부족: 경제적 어려움, 부담스러운 시선, 무성의, 무시당함, 냉랭함, 배려받지 못함, 정보 부족

암이라는 질병 자체가 단기간에 끝날 수 있는 질병이 아니며 만성적

인 경과를 지니므로, 계속적인 병원비의 충당과 제한된 사회복지의 지원은 경제적인 어려움을 경험하도록 한다. 또한 이러한 경제적인 어려움 때문에 주변 사람들은 도리어 암환아 부모를 부담스럽게 여기는 경우도 있었다. 뿐만 아니라 많은 경우 질병에 대한 구체적인 지식을 갖고 있지 못하는데 이런 것들에 대해 의료진은 성의 없이 설명해 주는 등의 무성의함을 보이기도 한다. 도리어 어떤 경우에는 환아 부모들을 무시하고 냉랭하게 대하며, 입원 환경에 있어서도 환아와 부모 중심의 배려를 받지 못함을 경험하고 있어 이를 지지 부족으로 범주화하였다.

경제적 어려움

이런 애들은 금방 낫는 병이 아니잖아요. 그러니까 부모로서 물질적인 것을 다 못 해줄까봐, 치료를 병원에서 하고자 할 때까지 엄마가 뒷바라지 못 해줄까봐……저희 같은 경우는 물질적으로 넉넉한 경우가 아니라서……얘네 같은 경우는 병원비가 꽤 많이 나오니까 그게 제일 버거워요. (참여자 4)

병원비도 힘들어요. 이런 아이들은 병원비도 만만치 않으니까…… (참여자 2)

어려운 점이 있다면 역시 경제적인 부분이겠죠. 옛날엔 백혈병 걸렸다고 돈 이천만 원, 삼천만 원이 없어서 돈을 모금한다 해서 웃었어요. 왜, 백혈병 걸린 사람들은 전세방 다니고 월세방 다니고 그러나 했는데, 요즘은 이 과정을 거치다 보니까 '아ー그렇게 되겠구나', 인제 이해가 가요. 결국 '체력 그리고 돈과의 싸움이구나' 하는 생각이 들죠. (참여자 8)

부담스러운 시선

힘들고 어려워도 밖에 있는 다른 엄마들한테는 얘기하지 못해요. 자기 자식들은 건강한 편인데 그런 이야기하면, 그쪽 엄마들은 손

을 내미는 것처럼 생각하니까 그런 말도 못하고-. ……그러다 보
니까 잘 만나지지 않게 되더라구요. (참여자 5)

무성의

병에 대해서 가르쳐 달라고 몇 번이고 얘기를 했어요. 그런데도 안
해주시는 거예요. 그리고는 다음 주에 해주겠다는 거예요. 그 다음
주에 이야기하면 또 다음 주에 해주겠다는 거예요. (참여자 6)

무시당함

솔직히 환자가 있음으로 해서 의사도 있는 건데, 너무 한 쪽은 절
절매구 한 쪽은 목에 힘주구 그러잖아요. '우리가 왜 저런 싫은 소
리 듣고 무시를 당하면서 있어야 되나' 그런 얘기 많이 했어요.
(중략)……엄마들이 뭐 좀 궁금한 게 있어서 묻기라도 하면 엄마
가 그런 건 알아서 뭐하느냐는 투로 싹 무시하고 넘어가는 거예요.
(참여자 2)

냉랭함

병원은 너무 담담하대요? 엄마만 내 자식이니까 콩콩거리지, 그 사
람들(의료진)은 그렇지 않더라구요. 말 한마디라도 '아무개 엄마
힘들죠? 조금만 참으세요' 이렇게 말 한마디 따뜻하게 해주는 선생
님이 한 분도 없어요. (참여자 2)

배려 받지 못함

우리 애는 약이 느끼하니까 김치찌개 같은 거를 잘 찾았어요. 근데
병원에서는 해 먹일 방법이 없더라구요. 배선실에 가스 같은 거 연
결해서 먹고 싶어하는 거 있을 때 해 먹일 수 있게 해주면 좋을
텐데 그런 배려가 없더라구요. 이런 애들은 하루 이틀 있는 것도
아닌데……(참여자 2)

우리 00는 나이가 아직 어려서 그런지 돌아다니는 걸 좋아해요. 그
리고 매일 주사 꽂고 있다가 하루라도 빼고 있는 날에는 막 다니

면서 놀고 싶어하는데 옆에서는 수치 떨어졌다고 들락날락 하는 것도 눈치 보이고……놀 수 있는 공간이 너무 없으니까 그럴 때는 좀 속상하더라구요. (참여자 4)

정보 부족, 답답함

옛날에는 '어머 쟤 백혈병이래. 참 안됐다.' 이런 정도였기 때문에 실제로 이 병에 대해서 내가 아는 건 하나두 없는 거예요. 아무런 상식이 없는 거잖아요. 그러니까 누가 이 병에 대해서 얘기를 해 줬으면 좋겠는데, 아무도 얘기를 안 해주니까 그게 너무 너무 답답하더라구요. (중략)……그리고 아는 게 없으니까 물어 볼 것도 없더라구요. (중략)……그렇게 지내면서 자꾸 답답한 거예요. (참여자 2)

백혈병이라는 거는 라스트 콘서트 같은 영화에서 아름답게만 보아 왔지 실제로 내가 알구 있는 것은 아무것도 없는 거예요. ……애가 나을지, 어떻게 먹여야 할지, 약을 어떻게 써야 할지, 우리 애는 암이라는데 아는 게 너무 없는 거야. 물어 보는 것도 뭘 좀 알아야 물어 보는 거지, 모르니깐 질문도 없어. (참여자 4)

9. 개방적 대처

1) 적극성: 충실함, 질문하기, 찾아보기, 수집, 요청, 상태 관찰

암환아 부모는 처음에 암이라는 진단을 받은 후 낯설고 생소한 치료적 섭생법을 수행하게 되는데, 이때 의료진이 강조하는 것들, 즉, 위생 관리를 철저히 한다거나 영양을 보강시켜 준다거나, 투약을 시간 맞춰 행한다거나 체력을 유지시키고 환아에게도 늘 조심할 것을 이르는 등의 치료적 지시 사항을 충실히 이행하며 수시로 환아의 상태를 관찰하고 있었다. 또한 낯설고 생소한 것들, 궁금한 것들에 대해 의료진 또는 선배 부모들에게 질문을 한다거나 책자, 인터넷 등을 통해 찾아보고 수집하려는 시도를 하였다. 또한 환아의 치료 방향 결정에 있어서도 부모가 의료진과 함께 참여하여 결정하기를 요청하는 등의 태도를 보여 이를 적극성으로 범주화하였다.

충실함

애가 면역이 없으니까 청결히 하고 잘 먹이고 첫째 약을 잘 챙겨 먹이라고 선생님이 그러드라구요. 약 주시는 건 선생님이 알아서 주실 테고, 부모가 할 수 있는 건 간호밖에 더 있겠어요. 청결히 하고, 잘 먹이고, 적당히 피곤하지 않게 하고, 특히 약을 잘 먹이는 거죠. 선생님 하라는 대로만 했어요. (참여자 7)

질문하기

이 약은 얼마만큼 쓸 수 있고 그 다음에 또 어떤 약을 쓸 거구, 뭐 이런 거에 대해서 물어봤죠. (참여자 8)

구체적으로 의사한테 이건 어떻게 되는 병이냐, 앞으로 어떻게 해야 되느냐 그런 걸 물어 보니까 자세히 가르쳐주더라구요. (참여자 10)

찾아보기

처음엔 제일 먼저 책을 찾아봤죠. 저는 이 병에 대해서 무지하니까, 일단 무슨 병인지는 알아야 되니까요. (참여자 3)

의사한테 우리 애 병명을 영어로 물어서 의대 도서관에 가서 찾아 보기도 하고 아는 사람에게 부탁해서 인터넷에 들어가 보기도 하고 하는데…… (참여자 6)

수집

책도 찾아보고, 여기저기 물어 보기도 하고……또 인터넷도 들어가 보고했어요. (참여자 6)

요청

담당 주치의에게 '내 의견도 전해 주세요. 나는 가능하면 이번에 강화 요법을 들어갔으면 좋겠다고 전해 주세요'라고 말하죠. (참여자 8)

상태 관찰

집에서 항상 조심시키면서 혈소판 수치가 떨어지지는 않았나 하고 멍이 들지 않았나 잘 보고하죠. (참여자 5)

일단 아이가 학교에서 돌아보면 눈부터 봐요. 충혈되지는 않았나, 고단하지는 않은가……(참여자 7)

2) 평형성: 추스르기, 중심 유지, 직시, 감정 절제, 민간요법 근절

암환아 부모는 자신이 정신을 차려서 환아의 질병에 대처하지 않으면 환아와 가정 전체가 무너져 버릴 수도 있다고 생각하여 자신을 추스르고 환아 앞에서는 절대 눈물을 보이지 않는다거나 환아에게 공연히 짜증을 부리지 않는 등 자신의 감정을 절제함으로써 중심을 잃지 않으려고 하였다. 또한 갑작스러운 현재의 상황을 똑바로 직시하고자 하였으며 주변에서 쏟아지는 민간요법의 권유에 대해서도 흔들리지 않고 현재 시행하고 있는 의학적 치료에 충실히 이행하는 태도를 보이는 경우이다. 이러한 시도들은 암환아 부모가 균형을 유지함으로써 환아의 질병 과정에 적절히 대처하는 것으로 평형성으로 범주화하였다.

추스르기

엄마가 해줄 수 있는 거는 빨리 추스려서 '너도(환아) 아무렇지 않지만 엄마도 아무렇지 않게 우리가 얼른 이기자' 했어요. '얼른 추스르자' 그랬죠. (참여자 7)

중심 유지

엄마가 자기중심을 안 잃어야 할 것 같아요. 엄마가 흔들리지 않고 꿋꿋이 그냥 그 자리에 있어 주면은 그게 힘이 되고 쉴 수 있는 그늘이 되는 것 같애요. (참여자 7)

여기저기 왔다 갔다 하면 중심이 잡히질 않아요. 그냥 시종일관 다른 생각하지 않고 꿋꿋이 중심을 잡았던 것이 잘 적중한 것 같아요. (참여자 9)

직시

어떤 일이 닥치면 항상 타계책에 대한 걸 생각하지 감정적인 것들은 거의 없어요. 그러니깐 곧바로 '진행이 어떻게 되어야 되나?' 하는 거였죠. (참여자 8)

감정 절제

어떤 엄마들은 애한테 막 짜증을 내고 자기감정 처리를 잘 못하는 엄마들이 있어요. 물론 복잡한 상황이기는 하지만 자기감정 처리를 잘하고 그 속을 헤쳐 나와야 할 것 같아요. (참여자 7)

우리 부모들 원칙이 몇 가지 있어요. 그중에 첫 번째가 애들 앞에서 울지 않는 거, 애들이 모르는 것 같아도 엄마, 아빠 표정만 봐도 다 알거든요. 불안해하고. 그러니까 절대 애 앞에서는 눈물을 보이지 말라고 애 엄마한테도 말하고……(참여자 8)

민간요법 근절

주변에 보면 00버섯인가가 좋다고, 텔레비전에서도 항암효과가 있다고 써 보라고 하는데 저는 그런 거에 솔깃하지 않았어요. (참여자 7)

치료를 하다 보면은 주변의 유혹이 참 많아요. 이것이 좋다, 저것이 좋다 그러는데 그런 것에 유혹되지 않고 병원에서 하라는 대로만 했어요. (참여자 9)

3) 융통성: 대안 추구, 환아 격려, 환아 존중, 털어놓음, 개방적 의사소통, 긍정적 사고, 긍정적 태도

암환아 부모는 환아가 질병을 이겨낼 수 있도록 환아가 치료적인 지시 이행을 잘 했을 경우 칭찬해 주고 환아가 긍정적으로 생각할 수 있도록 격려해 주었으며 환아 간호에 있어서도 가능한 한 환아의 의사를 존중해 주는 경우를 나타낸다. 또한 답답하고 어떻게 해야 할지를 모를 때 주변 사람에게 자신의 문제를 털어놓음으로써 상황을 짚어 가고 의료진과도 개방적으로 의견을 교환하는 등 개방적인 의사소통을 통해 문제를 해결 하려는 시도를 하고 있는 경우로 이를 융통성으로 범주화하였다.

대안 추구

물론 음식 같은 것도 집에서 해주는 게 최고지만 안 먹고 그럴 때는 외식도 했어요. 애가 기분 전환으로 나가서 먹으면 좀 나아지기도 하고……어른도 왜 밖에서 먹고 싶을 때가 있잖아요. 그럴 때 애 친구를 같이 데리고 나간다던가 어떤 때는 친구들 불러서 같이 먹게 집에서 만들어 주기도 하구요. 하여튼 먹는 게 제일 중요한데 먹지 않고 그럴 때는 다른 방법으로 어떻게든 먹이려고 노력했죠. 약 같은 것도 지가 좋아하는 데다 타서 먹이기도 하고……(참여자 7)

애들 엄마는 약 먹이고 이럴 때는, 애가 이렇게 입맛이 없고 그럴 때는 애가 콜라 같은 것을 좋아하니까 타서 먹이기도 하고…… (참여자 9)

환아 격려

애한테 희망 주고, 좋은 얘기 해주고……그러면서 '너 이거 할 수 있어', '잘했어' 그러면 애도 조금만 칭찬해줘두 괜히 으쓱해지고 그래서 애한테도 힘이 되는 것 같아요. (참여자 7)

환아 존중

애들이 약물치료를 하면 토하고 못 먹어요. 병실에서는 대부분 그
것 때문에 아이와 부모가 많이 싸워요. '먹어라, 먹어라'. 먹으면 토
하니까 지가 고통스러워서 안 먹는데 그걸 어떻게 먹으라고 강요
해요. 나는 안 그래요. 아이가 못 먹겠다고 그러면 인정해 줘요.
'그래, 힘들어서 못 먹겠니? 그럼 나중에 좀 괜찮아지면 먹어라.'
그래요. (참여자 8)

털어놓음

내가 괴로울 때 주변 사람들한테 털어놓으면 그 사람들이 좋은 말
두 해주고……(참여자 10)

개방적 의사소통

저는 속에 품지 않고 선생님한테 얘기해요. 그 대신 부드럽게 '애
가 어리지만 인격체고 다 알아들어요. 그러니까 선생님 그렇게 하
지 마시고요, 조금 부드럽게 해주실 수 있죠?' 이렇게 주문을 하지.
그러면 선생님도 그 다음엔 '00야, 뭐하자' 하고 부드러워지고……
(참여자 7)

긍정적 사고

항상 좋게 생각하려고 했어요. 아이한테도 좋은 얘기 해주고……진
짜 밝은 마음으로 일단 내 운명이 그렇게 되긴 했지만 밝은 마음
으로 아이하고 대화를 하죠. (참여자 7)

부모가 해 줄 수 있는 건 아이한테 좋은 생각하도록 해 주는 것밖에
없어요. (중략)……항상 긍정적으로 생각하자 그랬죠. (참여자 8)

긍정적 태도

치료가 잘될 것 같은 느낌을 받았어요. 저도 그랬고 애네 아빠도
그랬고 치료가 잘될 것 같은 생각이어서 그랬는지, 늘 좋은 느낌을
갖고 있어요……(참여자 2)

항시 나을 거라는 생각이 들었어요. (참여자 7)

이해도 해야 돼. 그분들은 하는 일이 몇 년씩 똑같으니까 아무렇지도 않게 행동하는 것을 이해도 해야 돼. 우리도 처음에는 진짜 엄청나게 힘들지만 사실 그게 얼마간 지나가면 이렇게 엷어지잖아요. ……새벽 12시, 1시에도 자지 않고 있었던 선생님이 새벽 5시에도 눈 뜨고 있어. 그러면 얼-마나 피곤하시겠냐고. (참여자 7)

병실에 있다 보면 말이 참 많아요. 의사가 어떠니 간호사가 어떠니 하고. 그때 저는 얘기해요. '000간호사도 처음엔 주사 잘못 놨을 텐데 자꾸 하니까 지금처럼 잘 하는 거 아니냐, 그런데 내 아이는 실험 대상이 되면 안 되고 다른 애는 괜찮고 이런 경우가 어디 있냐고. 우리가 이해할 건 해야 하지 않겠냐고……(참여자 8)

물론 병원에서 하는 것들이 미흡한 점이 있겠지요. 하지만 저는 그걸 모두 나쁘게 생각해서는 안 될 것 같아요. 우리 부모들이 최선을 다하는 것처럼 그 사람들도 최선을 다하는 걸 테니까……
(참여자 10)

10. 폐쇄적 대처

1) 소극성: 폭음, 잊고 싶음, 회피, 하늘에 맡김

현실적으로 닥친 문제들에 대해 적극적으로 임하기보다는 술을 마신다거나 잊으려고 함으로써 현재의 문제를 회피하는 현상도 나타났다. 또한 환아의 치료적 결정에 대해 거부해 버린다거나 앞으로의 일들에 대해 자신의 의지보다는 하늘에 맡기는 식의 매우 소극적인 자세로 대처하는 현상으로 이를 소극성으로 범주화하였다.

잊고 싶음

집에 와서는 생각하고 싶지 않아요. 애가 백혈이라는 생각도 하고 싶지 않고 집에서는 전혀 생각 안 해요. (참여자 1)

병원에 가면 똑같은 아이들을 보니까 막-생각을 지울 수가 없지만 보통 때는 생각 안 하고 싶어요. (참여자 2)

회피

선생님이 방사선치료해야겠다고 했을 때 처음엔 안하겠다고 그랬어요. 애 고생시킬 바에야 안하겠다고……(참여자 2)

하늘에 맡김

선생님이 하자는 대로 항암치료를 계속하자면 하는 거고-골수이식을 정-해야 한다면 해야 할 거고-우리로서는 하늘에 맡기는 수밖에 없어요[긴 한숨]. (참여자 5)

나는 하느님도 안 믿고 아무것도 안 믿지만 천명이 있다잖아요. 자기는(환아) 그만큼밖에 살 운명이 아니구나 싶어 이제는 천명에 맡기는 수밖에 없는 것 같아요. (참여자 6)

폭음

술 실컷, 진짜 정신이 빠지도록 먹고……(참여자 10)

2) 폐쇄성: 사회적 단절, 종교 단절, 위축

자신의 자녀가 암이라는 진단을 받기 전에는 종교 생활을 열심히 행하였으나 자녀가 암이라는 진단이 내려지고 여러 가지 고통스러운 삶에 부딪히게 되면서 신이라는 존재를 부인하고 성당에도 나가지 않는 등의 종교적인 단절과 함께 사람들을 만나기 싫어하고 주로 집에서만 시간을 보내고 위축되는 등의 사회적 단절은 폐쇄적으로 대처하는 현상으로 이를 폐쇄성으로 범주화하였다.

사회적 단절

힘들고 어려워도 밖에 있는 다른 엄마들한테는 얘기하지 못해요.
자기 자식들은 건강한 편인데 그런 이야기하면, 그쪽 엄마들은 손
을 내미는 것처럼 생각하니까 그런 말도 못하고-. ……그러다 보
니까 잘 만나지지 않게 되더라구요. (참여자 5)

종교 단절

결혼하기 전까지는 성당에도 다니고 그랬는데, 애 이러고(아프고)
나서부터는 믿음이라는 걸 안 가져 버렸어요. 더 멀리하게 되었어
요. 내가 그렇게 해 왔던 게 오히려 싫어지더라구요. 나한테 이런
저기를(어려움을) 주니까 싫어지더라구요. 지금은 가지도 않고 점
점 멀어지고……(참여자 10)

위축

00가 주사 맞으면서 아프다구 울어요. 그러면 괜히 미리 얘한테 막
화를 내는 거예요. 선생님이 화내시기 전에 '그럼 너 어쩔라구 그
래!' 하고 내가 먼저 막 화를 냈어요. 선생님이 화낼까봐. 속으로는
자기 자식이 가엾구 속상하죠. 그래도 선생님이 애한테 야단치고
신경질 부리고 그럴까봐, 그래서 상처받기 싫으니까, 그 사람한테
왜 화내냐고 차마 말을 못하고 엄마들이 일부러 내 자식한테 먼저
화를 내요. 어후-그러지 말아야 되는데…… (참여자 2)

3) 감정표출: 싸움, 화냄, 울음, 폭언, 분개

환아가 항암치료 등으로 인해 매우 고통스러워하고 정신적으로도 우
울해지고 힘겨워하는 것을 지켜보면서 부모는 울거나 때로는 환아와
싸우거나 때리고 차라리 죽으라고 폭언하는 방법으로 자신의 감정을
표출하고 있었다. 또한 이러한 감정들은 의료진과의 관계에서도 나타
나 의료진에게 화를 낸다거나 주치의에게 욕을 하고 분개하는 경우도
있어 이는 이성적인 대처라기보다는 감정적으로 대처하는 것으로서 이

를 감정 표출로 범주화하였다.

싸움, 화냄

애하고 많이 싸웠었어요. 지가 말을 할 수 있으면서도 상태가 안 좋으니까 말을 안 하고 손동작만 하는 거예요. 말을 할 수 있으면서도. (중략)……그래서 내가 너무 너무 화가 나서 '너, 진짜 엄마랑 말 안 할거냐구' 일부러 애하고 막 싸웠었어요. (참여자 1)

울음

그냥 화장실 가서 울고 놀이방 가서 울고 또 아니면 외할머니보고 잠깐 오라고 해서 집에 가서 실컷 울고 오고 그런 것밖에는 풀 방법이 없어요. (참여자 5)

정말 아무 생각도 없고 울음밖에 안나요. 그냥 앉아서 울고 계속 울고만 다녔어요. (참여자 6)

폭언

진짜루 그런 말해서는 안 되는 줄 알면서 차라리 죽으라고, 그렇게 부모 고생시킬 바에는 차라리 가라고 그랬어요. 00이 한테 죽으라는 말까지 몇 번 했어요. (참여자 5)

분개

진료 방향에 대해서 물었는데 전혀 언급이 없고 담당 주치의가 바뀔 거라는 예고 방송 없이 다른 병원으로 가 버렸어요. 그래서 그날 저녁에 병동에서 한바탕 소리를 질러 댔어요. 이런 개새끼가 있어요? (참여자 8)

11. 수 용

1) 수용함: 받아들이기, 잊고 지냄, 정상처럼 지냄

암의 진단 후 시간이 지남에 따라 환아의 부모는 초기의 당황스럽고 절망적인 상태에서 차츰 환아의 질병 상태와 투병 과정을 생활의 일부로 받아들이게 되며 환아가 집에서 정상처럼 지내는 것을 보면서 환아가 아프다는 사실을 잊고 지내는 경우이다. 그러므로 환아를 대할 때도 늘 아픈 아이로 대한다기보다는 다른 건강한 아이들처럼 밖에서 자전거도 타게 하고 슈퍼에 심부름도 시키는 등 정상처럼 지내도록 하는 것으로, 이는 현재의 상황을 그대로 수용하여 적응해 가는 과정으로 수용함으로 범주화하였다.

받아들이기

일단은 아픔이 왔지만 어차피 온 거니까, 이게 감기 앓듯이 누구에게나 올 수 있는 거다. (중략)……저도 지금은 제 생활 다해요. 우리 00이 한테도 '너 하고 싶은 거 다해라' 하구요. 그래서 그런지 우리 애도 자기 병에 집착을 안 해요. 그냥 자기한테 지나가는 감기려니 그 정도로 생각하고 생활을 해요. (참여자 7)

내가 견딜 수 있는 만큼만 고통스러운 것 같아요. 이길 수 있는 만큼만 고통을 주시니까 초창기엔 힘들었어도 괜찮아지더라구요. (참여자 1)

잊고 지냄, 받아들이기

나는 좀 짜증나는 일이 있어도 그거를 금방 잊어버려요. 망각이라는 게 참 좋아요. 잠깐이라도 잊어버리고 그냥 생활하면 되더라구요. 잊어버리고 이게 내 생활이다 생각하고 그냥 밝게……(참여자 7)

정상처럼 지냄

9시 되면 약 먹이고, 그냥 감기약도 먹일 수 있는거잖아요. (중략)……아픈 애라고 생각 안 하고 그냥 정상이라고 생각하고 대해요. (참여자 1)

'집에서 이렇게 아닌 것처럼 살자' 하고 생각했죠. 다른 애하고 똑같이 야단치고 백화점에도 데리고 가고 나가 놀게도 하고……가능하면 집에서는 그냥 옛날처럼 똑같이 지내요. (참여자 2)

2) 안정: 편안해짐, 활력 생김, 고마움, 초연해짐

환아의 질병 발생 시에는 환아와 함께 요양원이나 기도원 같은 곳에 갈 생각도 해보나 점차 시간이 지나고 생활에 익숙해짐에 따라 여유를 찾을 수 있게 된다. 또한 초창기에는 환아가 조금만 열이 나도 어떻게 대처해야 할 줄 몰라 무조건 병원 응급실을 통해 입원도 하고 하였으나 시간이 지나면서 어느 정도 환아의 상태를 파악하고 여유 있게 대처하는 초연함을 보이기도 한다. 또한 주변의 지지로 인해 활력이 생기기도 하고 고마움도 나타내게 되어 이는 점차 생활이 안정되어 가는 현상으로 안정으로 범주화하였다.

편안해짐, 활력 생김

어느 정도 시간이 지나니까 지금은 마음도 편안해지고 힘도 생기고 그래요. (참여자 7)

아이 상태가 좋아지고 어느 정도 괜찮아지니까 모든 것이 따라서 편안해 지는 것 같고……(참여자 9)

고마움

내 주위의 고마운 분들이 많아 도움도 되고 그래서 고맙고 그래요. (참여자 1)

한편으로는 애가 저렇게 담대하게 받아들여 주는 걸 보니 고맙기
도 하고……(참여자 5)

초연해짐

거기에 매달려 살진 않을 거예요. (중략)……아닌 체 하면서 살아요.
(참여자 10)

3) 희망: 기대감, 희망 갖기

환아의 상태에 대해 긍정적으로 받아들이고 좋은 생각들을 하면서
환아가 나을 수 있다고 기대함과 동시에 환아가 완치될 수 있다는 희
망을 가지게 되는 현상으로 이를 희망으로 범주화하였다.

기대감

치료가 잘될 것 같은 느낌을 받았어요. 저도 그랬고 애네 아빠도
그랬고 치료가 잘될 것 같은 생각이어서 그랬는지, 늘 좋은 느낌을
갖고 있어요……(참여자 2)

항시 나을 거라는 생각이 들었어요. (참여자 7)

희망 갖기

희망을 갖고 밝게 지내는 게 좋겠어, 애나 엄마나 밝게 지내는 집
은 가능해요. (참여자 7)

12. 소 진

1) 불안정: 미칠 것 같음, 짜증남

환아의 암 치료 과정 중 매일 고생스럽고 스트레스 받는 상황하에서
환아를 간호함으로 인해 미칠 것 같고 짜증나는 경험을 지속적으로 하

게 되는 경우로 이는 질병 과정 중에 안정되지 못한 결과들로 불안정
으로 범주화하였다.

미칠 것 같음

여기에 매달려 사니까 애두 스트레스 나두 스트레스, 미칠 것 같더
라구요. (참여자 2)

아빠는 다른 생각은 하지 말라고 하는데도 어디 그래요? 이렇게
가만히 있으면 미칠 것 같아요. (참여자 6)

짜증남, 지침

애가 힘들어 할 때는 정말 지치는 거예요. 근데 그거보다 더 힘든
때는 선생님들 말 한마디 고약하게 할 때, 그때는 정말 짜증나요.
(참여자 2)

괜히 잘하고 있는 큰애한테 짜증 부리게 돼요. 사실 그 애도 엄마
없이 학교 다니고 하는 게 힘든 줄 알면서도, 뭐 시켰는데 조금만
늦게 가지고 오면 막 짜증부터 내게 되요. 안 그래야 되는 줄 알면
서도, ……느는 게 짜증인 것 같고……(참여자 6)

2) 고달픔: 수면의 어려움, 지침

환아의 장기간 투병 생활로 인하여 부모 역시 심리적으로 매우 힘겨
움을 경험하고 이에 잠을 이루지 못한다던가 정신적으로 매우 지치는
상태에 있는 것으로 고달픔으로 범주화하였다.

수면의 어려움

그리고 나서는 잠을 잘 수가 없는 거예요. (참여자 1)

……어떻게 잠이 오겠어요. 자기 자식이 암이라는데, ……처음 거

의 한달은 잠을 못자요. (참여자 2)

지침

애가 힘들어 할 때는 정말 지치는 거예요. 근데 그거보다 더 힘든 때는 선생님들 말 한마디 고약하게 할 때, 그때는 정말 짜증나요. (참여자 2)

괜히 잘하고 있는 큰애한테 짜증 부리게 돼요. 사실 그 애도 엄마 없이 학교 다니고 하는 게 힘든 줄 알면서도, 뭐 시켰는데 조금만 늦게 가지고 오면 막 짜증부터 내게 되요. 안 그래야 되는 줄 알면서도, ……느는 게 짜증인 것 같고……(참여자 6)

3) 포기: 죽고 싶음, 무너짐

부모가 환아의 암이라는 진단에 대하여 빨리 자신의 감정을 추스르지 못하고 중심을 잡지 못한 채 힘겨워하고 고통스러워하며 심지어는 환아와 함께 죽고 싶다는 생각까지 하는 것으로 결국 부모 자신과 가정 전체가 무너지는 현상으로 포기로 범주화하였다.

죽고 싶음

정말 애를 이렇게 보고 있으면……아후ー같이 갔으면 좋겠다. 그런 생각만 드는 거예요[울음]. 차라리 같이 죽었으면……(참여자 6)

무너짐

아무 생각이 없어요……그냥 울고만 있는 거예요……자기(환아) 운명은 그만큼이 다인데, 괜히 부모 좋으라고 이러는 건 아닌가 싶고……아무 것도 할 수가 없어요. (참여자 6)

엄마가 망가지니까 아빠도 생활이 안 되고 애들은 애들대로 어수선해지고……(참여자 3)

4) 자책감: 죄책감, 미안함

환아의 질병 발생이 혹시 자신이 양육을 잘못하여 생긴 것은 아닌가 하는 죄책감, 또는 환아가 부모 잘못 만나 고생한다고 생각하는 미안함 등의 정서적 표현으로 이를 자책감으로 범주화하였다.

죄책감, 미안함

병은 부모가 어쩔 수 없는 거지만 간호하다가 애를 탈수시킨 건 엄마 책임인 거예요. 엄마가 병원에 빨리 왔었어야 하는 건데, 방치했기 때문에 상태가 더 나빠진 거잖아요. 그렇게 되니깐 자책감이 더 크고 [한숨]. 엄마가 똑똑하면 애 안 아프게 하고 치료도 잘 받고 할 텐데, 엄마가 둔하게 해서 신경에 손상까지 오고……'그때 빨리 올걸, 아무 것도 아닌 거는 막 쫓아오면서 왜 이리 못 맞추나' 하고 그때 빨리 병원에 오지 않은 게 후회스럽고 그래요. (참여자 6)

이런 아이들은 부모들이 자식한테 죄의식이 있잖아요. (참여자 1)

괜히 엄마, 아빠 잘못 만나 저런 고생을 하는구나 그런 생각을 하니까 괜히 미안하고……(참여자 5)

Ⅲ. 암환아 부모의 불확실성 경험 과정에 대한 패러다임 모형

암환아 부모의 불확실성 경험 과정에 관한 근거 이론의 구축 과정에서 축 코딩의 단계로 개방 코딩 과정에서 나타난 범주들을 서로 관련지어 인과적 조건, 중심 현상, 맥락, 중재 상황, 전략, 결과에 따라 하위 범주들을 연결시키는 과정이다. 각각에서 나타난 범주들에 대하여 특성이나 특질을 나타내는 속성(property)과 그 속성을 여러 가지 양상으로 구분하는 차원화(demensionalizing)의 과정을 함께 수행하였다.

1. 인과적 조건: 모호성, 비일상성, 불가측성

인과적 조건이란 현상을 일으키거나 발전시키는 사건을 통틀어 지칭하는 것으로 본 연구에서는 근거 자료 분석 결과 모호성, 비일상성, 불가측성이 불확실성을 일으키는 인과적 조건으로 나타났으며 이를 구체적으로 제시하여 설명하면 다음과 같다.

암환아 부모는 환아가 암이라는 진단을 받기 이전부터 그리고 환아의 신체적 이상 증상의 발현에 대한 여러 가지 오진의 과정을 거쳐 암이라는 진단이 내려지기까지 모호함과 혼란스러움을 경험한다. 진단이 내려진 이후에도 전혀 자신의 일이라고는 생각지도 못했던 일이 바로 자신의 자녀에게 발생됨으로 인해 낯선 환경과 생소한 역할 등으로 비일상성을 경험하게 된다. 환아의 치료 과정 중에서도 환아 신체 상태의 갑작스러운 악화나 치료 부작용으로 환아의 신체 상태가 변화되어 앞으로의 예후를 짐작할 수 없도록 하는 불가측성은 암환아 부모의 불확실성을 유발시키는 원인적 요소로 작용된다.

그러므로 모호성, 비일상성 및 불가측성은 암환아 부모의 불확실성을 일으키는 인과적 조건이 되며, 모호성, 비일상성 및 불가측성의 속성은 정도이고 속성의 차원의 범위는 더함－덜함으로 나타낼 수 있다.

〈표 4〉 인과적 조건의 속성과 차원화

범 주	속 성	차원의 범위
모 호 성		
비일상성	정 도	더함 〈 － 〉 덜함
불가측성		

2. 중심 현상: 막막함

중심 현상이란 중심적 관념 또는 사건으로 참여자가 일련의 전략을 통해 해결하려고 노력하는 대상 또는 목표를 말한다.

본 연구의 근거 자료 분석 결과 나타난 암환아 부모의 불확실성 경험의 중심 현상은 막막함으로 나타났다. 암이라는 사형 선고 같은 진단에 대해 앞이 안 보일 정도의 암담함, 좌절감, 불안감 등을 경험하게 되며, 이에 대해 암환아 부모는 환아의 회복을 간절하게 바라며 의료진에게 매달릴 수밖에 없는 절실함을 경험하는 막막함을 느끼게 된다.

막막함의 속성은 정도이고 속성의 차원의 범위는 더함 - 덜함으로 나타낼 수 있다〈표 5〉.

〈표 5〉 중심 현상의 속성과 차원화

범 주	속 성	차원의 범위
막 막 함	정 도	더함 〈 - 〉 덜함

3. 상황적 맥락: 심각성, 순탄성

맥락이란 어떤 현상에 속하는 일련의 속성들의 구조적인 장을 말한다.

본 연구의 근거 자료에서 나타난 맥락은 심각성과 순탄성으로 밝혀졌다. 즉, 암환아 부모의 불확실성의 생성과 대처, 감소 또는 증가의 모든 전개 과정에서 심각성과 순탄성에 따라 서로 다르게 영향을 받는 것으로 나타났다.

암으로 진단 받고 치료하는 과정은 암환아에게 무척 고통스러운 과정이다. 화학요법과 방사선치료 등의 부작용으로 환아들은 토하고 먹지 못하는 위장 장애를 비롯하여 머리가 빠지고 언어 마비 등의 신체적인 고통스러움을 경험하는 상태에 놓이게 된다. 또한 환아들은 왜 하필이면 그 많은 아이들 중에 자기여야 하는지에 대한 충격이나 우울과 같은 정신적인 고통으로 말도 하지 않고 사람들을 만나기를 꺼려하게 된다. 암환아의 경우는 면역력의 저하라는 특징적인 질병 특성으로 인하여 감염에 쉽게 노출된다. 그러므로 많은 경우에서 환아들은 항생제와 해열제로 조절되지 않는 알 수 없는 고열에 시달리게 되며, 어떤 암의 경우에는 질병 자체가 희귀하여 진단조차 확실하게 내릴 수 없어 그 치료 방향을 결정하지 못하는 상황에도 직면하게 된다. 또한 합병증의 유발과 재발 등으로 환아의 생존율이 떨어지는 매우 심각한 상태에 놓이게 되어 이러한 심각성은 암환아 부모의 불확실성 경험에 영향을 미치게 된다.

더불어 환아의 치료 과정 중 특별한 부작용 없이 치료가 잘 진행되는지 그리고 환아가 비교적 치료적 고통에 대해 잘 견디고 잘 적응하며 부모의 지시에 잘 따라 주느냐 아니면 고통스러워하고 우울해 하는지의 순탄성 정도는 암환아 부모의 불확실성을 증가 또는 감소되도록 하는 것으로 나타났다.

심각성과 순탄성의 속성은 정도이며 속성의 차원의 범위는 더함-덜함으로 나타낼 수 있다〈표 6〉.

〈표 6〉 맥락의 속성과 차원화

범 주	속 성	차원의 범위
심각성 순탄성	정 도	더함 〈-〉 덜함

4. 중재 상황: 신념, 지지

중재 상황이란 어떤 현상에 속하는 전략 구조상의 상황으로 전략을 촉진하거나 억제하는 방향으로 나타나는 범주를 일컫는다.

즉, 암환아 부모의 불확실성을 극복하기 위해 사용하는 여러 가지 전략에 영향을 미치는 요소로 암환아 부모의 가치관, 환아가 반드시 완치될 수 있다는 강한 의지, 의료진에 대한 신뢰감 등의 신념은 암환아 부모가 경험하는 불확실성을 극복하기 위한 전략 설정에 중요한 영향 요인으로 작용한다.

또한 지지의 정도도 전략의 선택에 영향을 미치는데 먼저 입원한 다른 부모나 의료진으로부터의 격려와 정보 제공 또는 종교적 위안과 같은 지지를 받느냐 아니면 주변의 배려를 받지 못한 채 오히려 무시당하고 냉랭한 대우를 받느냐에 따라 전략 선택이 영향받는 것으로 나타났다.

신념의 속성은 방향으로 속성의 차원의 범위는 긍정적－부정적이고, 지지의 속성은 양이며 속성의 차원의 범위는 많음－적음으로 나타낼 수 있다.

〈표 7〉 중재 상황의 속성과 차원화

범 주	속 성	차원의 범위
신 념	방 향	긍정적 〈－〉 부정적
지 지	양	많음 〈－〉 적음

5. 전략: 개방적 대처, 폐쇄적 대처

전략이란 특정하게 인지된 상황하에서 나타난 현상을 다루고 조절하며 대처하도록 고안된 개인 또는 집단의 작용/반작용을 가리킨다.

본 연구의 근거 자료를 분석한 결과 암환아 부모는 불확실성을 극복하기 위한 전략으로 개방적 대처와 폐쇄적 대처를 사용하고 있었다. 개방적 대처 방법으로는 정보를 추구하고 환아의 치료에 적극적으로 참여하는 적극성과 환아나 의료진과의 관계에 있어서도 개방적으로 대처하는 융통성, 그리고 자신의 감정을 잘 추스르고 중심을 유지하려는 평형성의 전략들을 사용하고 있었다. 반면 불확실한 현재의 상황을 극복하기 위해 회피하는 식의 소극적인 대처 방법을 사용한다던가 사회적 관계에 있어서도 매우 위축되고 감정적으로 대처하는 식의 폐쇄적인 대처 전략을 사용하기도 하였다.

6. 결과: 수용, 소진

결과는 전략을 통해 해결되어진 상태를 나타내는 것으로 불확실성을 극복하기 위해 사용되어진 개방적 또는 폐쇄적 전략을 통해 해결된 상태라 할 수 있다. 본 연구의 근거 자료를 분석한 결과 나타난 범주 중에서는 환아의 투병 과정을 생활 속으로 받아들이는 수용과 불안정하고 고달픔을 경험하여 포기하고 자책하는 소진의 양상으로 나타났다.

〈표 8〉 패러다임에 따른 범주

개　념	하위 범주	상위 범주	
.질병 확인 지연　.의구심　.궁금함　.불명료함	모호함	모 호 성	인과적 조건
.혼란스러움　.갈등　.오진　.비일관성	혼란		
.낯선 환경　.생소한 역할　.생소한 전문용어	낯설음	비일상성	
.이상 증상 발현　.상태 악화　.합병증 유발 .치료 부작용	변화됨		
.불투명　.알 수 없는 예후	불투명함	불가측성	
.답답함　.막연함　.기막힘　.난감함　.무대책	암담함	막 막 함	중심 현상
.간절함　.절박함	절실함		
.상실감　.절망감　.안타까움　.후회스러움 .황당함　.허탈함　.속상함	좌절감		
.겁이남　.두려움　.걱정됨　.불안함　.불길함 .초조함　.예민함　.당황스러움	불안감		
.환아의 신체적 고통　　.환아의 정신적 고통 .고통스러운 치료 과정　.조절되지 않는 고열	고통	심 각 성	상황적 맥락
.희귀한 질병　.질병의 전이　.낮은 생존율	비관적 전망		
.순조로운 치료 과정　.환아 순응	순조로움	순 탄 성	
.치료 의지　.자기 암시　.확신	의지	신 념	중재 상황
.의료진에 대한 믿음	신뢰감		
.양육관　.책임감	가치관		
.격려 받음　.감싸줌　.위로 받음　.정보 받음 .종교적 위안　.토닥거림	지지 받음	지 지	
.경제적 어려움　.부담스러운 시선　.무성의 .무시당함　.냉랭함　.배려 받지 못함 .정보 부족	지지 부족		
.충실함 .질문하기 .찾아보기 .수집 .요청 .상태관찰	적극성	개 방 적 대 처	전략
.추스리기　.중심 유지　.직시　.감정 절제 .민간요법 근절	평형성		
.대안 추구　.환아 격려　.환아 존중　.털어놓음 .개방적 의사소통　.긍정적 사고　.긍정적 태도	융통성		

개　념	하위 범주	상위 범주	
.폭음 .잊고 싶음 .회피 .하늘에 맡김	소극성	폐 쇄 적 대 처	전략
.사회적 단절 .종교 단절 .위축	폐쇄성		
.싸움 .화냄 .울음 .폭언 .분개	감정 표출		
.받아들이기 .잊고 지냄 .정상처럼 지냄	수용함	수　용	결과
.편안해짐 .활력생김 .고마움 .초연해짐	안정		
.기대감 .희망 갖기	희망		
.미칠 것 같음 .짜증남	불안정	소　진	
.수면의 어려움 .지침	고달픔		
.죽고 싶음 .무너짐	포기		
.죄책감 .미안함	자책감		

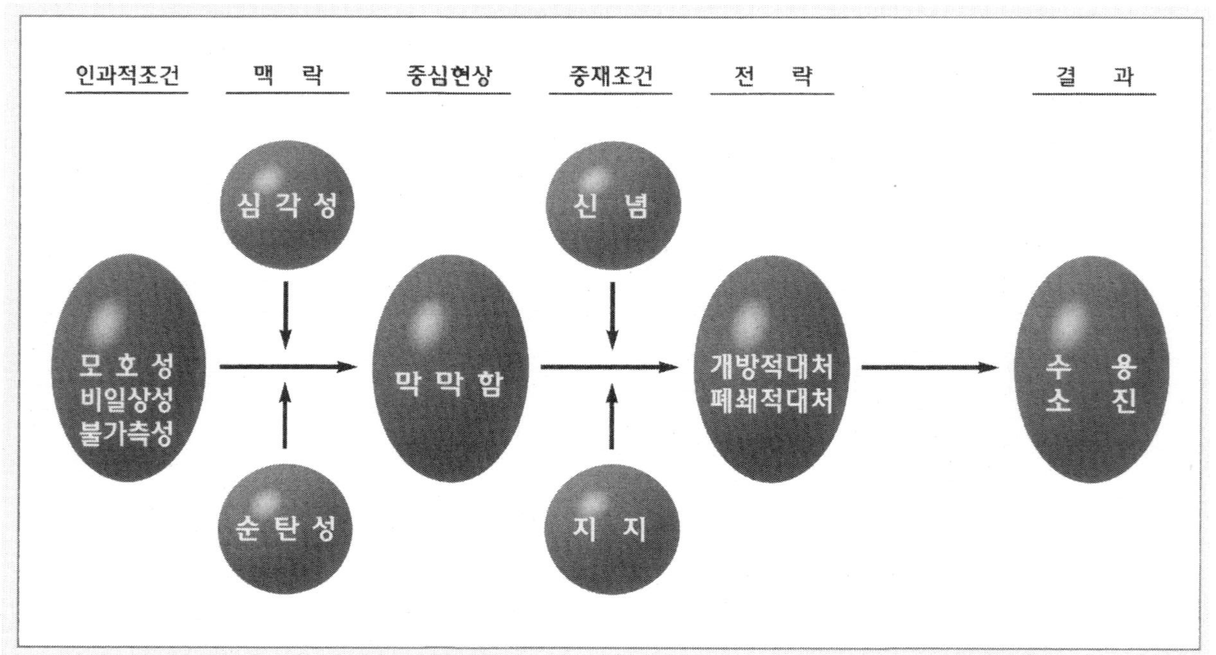

〈그림 1〉 암환아 부모의 불확실성 경험에 꽌한 패러다임 모형

Ⅳ. 암환아 부모의 불확실성 경험 과정에 대한 이론 전개

암환아 부모의 불확실성 경험 과정에 관한 근거 이론의 구축 과정 중 선택적 코딩의 단계로 연구현상에 대한 이야기 윤곽의 설명, 가설적 정형화, 가설적 관계 진술 그리고 유형 분석 과정이 포함된다.

1. 암환아 부모의 불확실성 경험 과정의 이야기 윤곽

이야기 윤곽(story line)이란 연구의 중심 현상에 대한 이야기를 개념화하는 것으로 핵심범주의 속성을 파악하고 다른 범주들과의 관계를 연관시키는 것이다.

암환아 부모의 불확실성 경험 과정에 대한 이야기 윤곽은 다음과 같다.

암환아 부모는 환아에게서 신체적 이상 증상이 발생되기 시작하면서 질병에 대한 여러 가지 알 수 없는 모호성과 생소하고 낯선 환경, 또는 환아의 갑작스러운 상태 변화로부터의 비일상성 그리고 환아의 생존을 장담할 수 없는 불가측성으로 인해 완치되기를 바라는 절실한 마음과 함께 앞으로의 일을 어떻게 해야 할지 암담하고 불안하기도하여 막막함을 경험하게 된다.

이러한 막막함은 환아 질병의 심각성 그리고 질병 과정의 순탄성에 의해 영향을 받아 더욱 가중되기도 하고 감소되기도 한다.

암환아 부모는 이러한 막막함으로부터 벗어나기 위해 나름대로의 전략을 수행하게 되는데 이때 부모의 신념이 긍정적이냐 또는 부정적이냐에 따라서 그리고 주변의 지지가 많고 적음에 따라서 개방적 대처 또는 폐쇄적 대처의 전략이 수행된다. 즉, 부모의 신념이 긍정적이고 주변의 지지가 많은 경우에는 적극적으로 정보를 추구한다거나 환아와 의료진의 관계에 있어 융통성 있는 의사소통 관계를 확립하고 중심을 잃지 않고 평형을 유지하려는 개방적 대처 전략을 사용한다. 반면 부모의 신념이 부정적이고 주변의 지지가 적은 경우에는 환아에게 화를 내거나 폭언하고 울어 버리는 감정적인 방식으로 상황에 대처하거나 술을 마신다거나 환아에게 폭언하고 의료진의 치료 제안 등을 거부하는 식의 폐쇄적 대처 방식의 전략을 선택하게 된다.

이러한 전략 사용의 결과로 암환아 부모는 자신의 자녀가 암이라는 사실과 장기간의 투병 과정을 자신의 일상생활의 일부로 긍정적으로 수용하는 과정을 경험하게 되거나 포기하고 불안정해지는 등의 소진을 경험하게 되기도 된다.

그러나 이러한 불확실성의 경험은 한순간에 생겼다가 완전히 사라진 다기보다는 환아에게서 이상 증상이 발현되면서부터 장기간의 치료와 치료 완료 후의 과정에 있어서도 지속적이고 만성적으로 존재하면서 다양한 빈도와 강약을 가지는 파도와 같은 물결의 형태로 경험하게 된다.

2. 암환아 부모의 불확실성 경험의 가설적 정형화

가설적 정형화란 관계 유형을 찾아내기 위한 유형 분석 과정의 첫 단계로 중심 현상과 각 범주 간의 가설적 관계 유형을 정형화하는 작업이다. 즉, 중심 현상의 속성과 정도의 영역, 맥락을 형성하는 각 범주의 속성과 정도의 영역 그리고 중재 상황을 형성하는 범주의 속성과 정도의 영역 사이에 있을 수 있는 상관관계를 정형화하는 것이다. 본 서에서 존재할 수 있는 모든 가설적 관계를 정형화하면 다음과 같다.

① 막막함이 더하고 환아 상태가 심각한 경우
② 막막함이 더하고 환아 상태가 덜 심각한 경우
③ 막막함이 덜하고 환아 상태가 심각한 경우
④ 막막함이 덜하고 환아 상태가 덜 심각한 경우

⑤ 막막함이 더하고 치료 과정이 순탄한 경우
⑥ 막막함이 더하고 치료 과정이 덜 순탄한 경우
⑦ 막막함이 덜하고 치료 과정이 순탄한 경우
⑧ 막막함이 덜하고 치료 과정이 덜 순탄한 경우
⑨ 막막함이 더하고 암환아 부모의 신념이 긍정적인 경우
⑩ 막막함이 더하고 암환아 부모의 신념이 부정적인 경우
⑪ 막막함이 덜하고 암환아 부모의 신념이 긍정적인 경우
⑫ 막막함이 덜하고 암환아 부모의 신념이 부정적인 경우
⑬ 막막함이 더하고 지지가 많은 경우
⑭ 막막함이 더하고 지지가 적은 경우
⑮ 막막함이 덜하고 지지가 많은 경우
⑯ 막막함이 덜하고 지지가 적은 경우

3. 암환아 부모의 불확실성 경험의 가설적 관계 진술문

관계 진술은 가설적 정형화를 근거 자료 속의 사례와 지속적으로 대조하여 근거 자료 분석 과정에서 드러난 중심 현상과 인과적 조건, 상황적 맥락, 중재 상황 그리고 전략과 결과의 속성 사이의 가설적 관계를 정도 영역의 함수 형태로 제시하는 것을 말한다.

본서에서의 근거 자료를 분석한 결과 나타난 인과적 조건, 중심 현상, 상황적 맥락, 중재 상황, 전략, 결과 사이의 가설을 진술하면 다음과 같으며 이들을 근거 자료의 사례와 계속적으로 비교 검토함으로써 관계 유형의 존재를 확인할 수 있었다.

① 모호성이 더할수록 막막함은 증가될 것이다.
② 비일상성이 더할수록 막막함은 증가될 것이다.

③ 불가측성이 더할수록 막막함은 증가될 것이다.

④ 환아 상태가 심각할수록 막막함은 증가될 것이다.

⑤ 치료 과정이 순탄할수록 막막함은 감소될 것이다.

⑥ 암환아 부모의 신념이 긍정적일수록 개방적으로 대처할 것이다.

⑦ 암환아 부모의 신념이 부정적일수록 폐쇄적으로 대처할 것이다.

⑧ 지지가 많을수록 개방적으로 대처할 것이다.

⑨ 지지가 적을수록 폐쇄적으로 대처할 것이다.

⑩ 막막함에 대하여 개방적으로 대처할수록 수용하게 될 것이다.

⑪ 막막함에 대하여 폐쇄적으로 대처할수록 소진될 것이다.

4. 암환아 부모의 불확실성 경험의 유형

본 자료의 유형 분석은 자료 분석 결과와 근거 자료를 계속 비교, 검토하여 각 범주 간에 반복적으로 나타나는 관계를 보여주고 있다.

본서에서는 불확실성 정도가 높은 그룹에서 2가지 유형, 낮은 그룹에서의 2가지 유형으로 총 4개의 유형이 발견되었다〈그림 2, 3〉.

1) 불확실성 정도가 높은 그룹에서 발견된 유형

① 유형 A

모호성, 비일상성, 불가측성의 정도가 심해 막막함의 정도도 심하였다. 환아의 상태도 심각하다고 인지하며 치료 과정 역시 순탄하지 못한 편이었다. 또한 환아 부모의 신념도 부정적이고 주변의 지지도 많지 않아 폐쇄적인 대처 전략을 주로 사용함으로 인해 결과적으로 소진을 경험하는 경우이다〈그림 2〉.

이는 참여자 4, 5, 6에서 나타났으며 대표적인 사례를 제시하면 다음과 같다.

처음에는 애가 무릎이 아프다 그러구 자꾸 코피가 나구 애가 쉬
피로하면서 누웠다 하면 자요. ……동네 내과에 가서 검사를 하니
깐 빈혈기가 있는 거 같다고 큰 병원에 가서 검사를 하라 하더라
구요. ……자기 자식이 그런 진단 받으면 믿기지 않는 것이 엄마는
다 같고 뭐라고 말로는 다 표현할 수가 없더라구요. (중략)……열
뿐만 아니라 온 몸에 두드러기 있잖아요, 열꽃처럼 올라오는 거.
그러면 애들이 토하고 뱃속에 들어 있지 않은 상태인데도 노란 액
체까지 다 넘기고, 그리고 00는 항암치료 맞으면서 주사를 잘못 –
천천히 맞아야 하는 건데 조금 더 빨리 들어가서 안 좋은 상태로
있었어요. 항암치료 상태에서 약 타다 먹고 부작용이 생겨 혀가 돌
아간 상태고……방사선치료를 받았는데, 그거 받으니까 엄청 힘들
어하고 그거 받으면서 맹장까지 터져 버리고……또, 하고 싶은 이
야기는 하지도 않고 많이 우울증도 좀 걸리고……이제 우리로서는
하늘에 맡길 수밖에 없어요. (중략)……그리고 진짜로 진짜로 도움
을 받고 싶은데 도움을 받을 수 없다는 것, 그게 참 그렇더라구요.
형제고 부모고 잘 살면 괜찮은데 형제도 부모도 가진 게 없는 상
태고 그러니까 애한테 써야 할 때 쓰지 못하고 그럴 때 제일로 그
렇더라구요. (중략)……애가 너무 아파하고 너무 힘들어하고 그럴
때는 화장실 가서 울고 또 놀이방에 가서 실컷 울고 오고 어디에
다 하소연 할 데가 없어요. 다른 엄마들한테는 그런 얘길 하지 못
해요. ……그쪽 엄마들은 손이라도 내미는 것처럼 생각하니까……
그러다 보니까 잘 만나지 않고. (중략)……애가 힘들어서 짜증
부리고 그럴 때 그러면 안 되는 줄 알면서 00이 한테 몇 번 차라
리 죽으라고 이렇게 속 썩이고 할 바에야 죽으라는 말까지 몇 번
했어요. (중략)……괜히 부모 잘못 만나 고생하는구나 싶어 미안하
고……(참여자 5)

② 유형 B

모호성, 비일상성, 불가측성의 정도가 심해 막막함의 정도도 심하며
환아의 상태도 심각하고 치료 과정 역시 순탄한 편은 아니었다. 그러

나 주변의 지지가 많고 환아 부모의 신념이 긍정적인 편이어서 주로 개방적인 대처 전략을 사용하므로 처해진 현실을 잘 수용하고 있는 경우이다〈그림 2〉. 이는 참여자 1에서 나타난 유형이다.

그냥 처음엔 증상이 다리가 좀 아파 왔어요. 정형외과 병원에 가니까 그냥 염증이 조금 있다고……그래서 그러나 보다 했는데 갈수록 더 심해져서 아예 걷지를 못하는 거예요. 어떻게 해도 안 되는 거예요……금방 안 나타나는 거예요. (중략)……전혀 암이라고는 생각도 못하고 그냥 며칠 입원하려나 보다 생각했는데 의사가 아무래도 백혈인 것 같다고 그러는 거예요-……그 얘길 듣고 얘네 아빠한테 전화를 해줘야 하는데 전화번호가 생각이 안 나는 거예요. 갑자기. 막 떨려가구……근데 또 00가 합병증이 있어 가지고 힘들다고, 생존 확률이 없으니까 엄마 아빠 각오하라고……(중략)……애가 말을 한마디도 안했어요. 선생님한테도 말 한마디 안 하고, 사람 오는 것도 싫어하더라구요. (중략)……막 온 세상을 다 잃는 것처럼 어떻게-그 기분을 표현을 못하겠어요. 진짜 내 다리가 안보일 정도로 앞이 캄캄하고……(중략)……3년이면 선생님이 치료 다 끝날 거라고, 괜찮을 거라고 그러는데도 항상 불안해요. (중략)……우리 아파트에 백혈인 아이가 있다 그러니깐 이웃 아줌마들이 따뜻하게 잘 해주고 격려도 해주고 고마워요. 의사 선생님도 힘내라고 기운 내라고 위로도 해주고요……그전에 먼저 입원한 아줌마들이 많이 도와주고 그 아줌마들한테 물어보게 되고 공부도 하게 되고 그래요. 그러니깐 책도 보고……(중략)……나는 정상인 애들하고 똑같이 대하고 싶어요. '애는 아프다' 항상 이렇게 생각하기보다는 정상인하고 똑같이 대하고 지가 하고 싶은 거 먹고 싶은 거 있으면 사다 주고……나가서 놀게 하고, 그냥 시간이 딱 9시가 되면 약 먹이고, 그냥 감기약도 먹일 수 있는 거잖아요. 항상 애가 아프다고 환자라고 생각 안하고 정상이라는 마음을 계속 꾸준히 할 거구……(참여자 1)

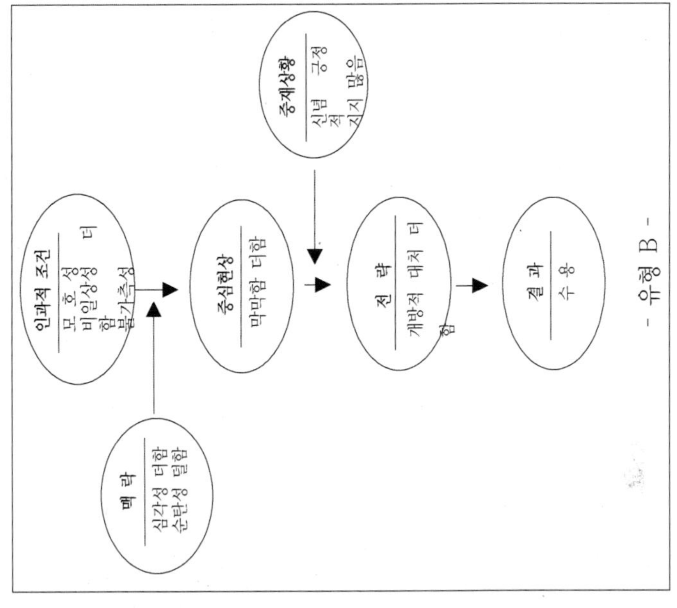

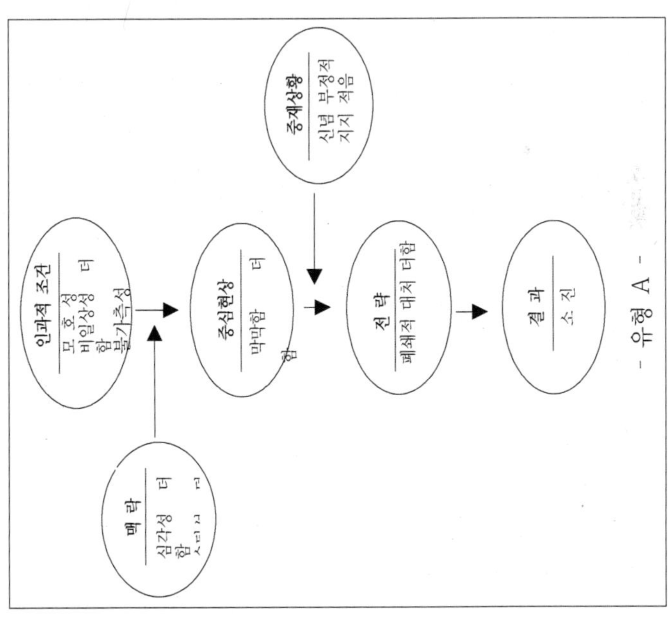

〈그림 2〉 불확실성 정도가 높은 그룹의 유형

2) 불확실성 정도가 낮은 그룹에서 발견된 유형

① 유형 C

모호성, 비일상성, 불가측성의 정도가 덜하여 막막함의 정도도 덜 느
낀다. 환아의 상태 역시 심각한 편은 아니며 비교적 순탄한 치료 과정
을 밟고 있다. 환아 부모의 신념은 긍정적이나 주변의 지지가 많은 편
은 아니다. 이에 주로 개방적 대처 전략을 사용하여 환아의 투병 과정
을 잘 수용하는 경우이다〈그림 3〉. 이러한 유형은 참여자 7과 9의 경
우에서 나타나고 있었다.

　　이젠 어느 정도 익숙해 져서 아이에 대해 하는 것이 몸에 배어
버렸어요. 그래서 늘 뭐라도 아이한테 해서 먹여야 할 것 같고,
[웃음]……긴 터널을 빠져 나온 것 같고 앞으로의 계획이 좀 생기
기도 하죠. ……지금은 이제 내가 다른 엄마한테 가르쳐주고 선생
님이 된 거예요[웃음]. (중략) 치료 과정에서 우리 00은 상태가 나
빠져서 입원을 자주 한다거나 열을 달고 살거나 하지를 않았어요.
(중략) 처음에 입원해서 아무것도 모를 때 먼저 입원한 엄마들이
잘 가르쳐주었고……(중략) 반드시 나을 수 있다는 확신이 있었어
요. (중략) 보는 사람마다 물어 봤어요. 어떻게 해야 되는지. 그리
고는 의사 선생님이 하라는 대로 그대로 한 거예요. 정말 병원에
있을 때 화장실 청소도 참 많이 했고 아이 항상 잘 씻기고 잘 먹
이고……아이를 무료하게 두지 않고 늘 아이의 취미에 맞춰 시간
을 보낼 수 있도록 책도 읽어 주고 종이 접기도 참 많이 했어요.
……애가 먹기 싫어할 때는 강제로 먹이려고 하기보다는 친구들을
불러서 같이 먹게 하거나 KFC 같은데 나가서 먹이기도 하고 그리
면 왜 기분에 좀 많이 먹게 되잖아요. ……좀 짜증나는 일이 있어
도 내가 그거를 금방 잊어버려요. 망각이라는 게 참 좋아요. 잠깐
이라도 그거에 대해 잊어버리고 그냥 생활하면 되더라구요. 그냥
밝게……(중략) 어느 정도 시간이 지난 지금은 마음도 편안해지고
힘도 생기고 그래요. (중략) 희망을 갖고 이렇게 밝게 지내는 게

좋겠어요. 애나 엄마나 밝게 지내는 집은 가능해요. (참여자 7)

② 유형 D

모호성, 비일상성, 불가측성의 정도가 덜해 막막함의 덜 느낀다. 그러나 환아의 상태가 심각한 편이고 치료 과정 역시 순탄하지 못한 편이다. 그러나 주변의 지지가 많고 부모의 신념 역시 긍정적이어서 주로 개방적으로 대처한다. 이에 환아의 투병 과정을 잘 수용하고 있는 경우이다〈그림 4〉. 이러한 유형은 참여자 8과 10에서 나타났다.

처음엔 '암? 암이라구? 황당하구만' 그러고는 곧장 그러면 현실적으로 어떻게 대처해야 할지 담담하게 생각했었어요. 의료진에서도 진단이 내려지면서 앞으로의 일에 대해 일차적인 설명이 이었기 때문에 앞으로에 대해 구체적으로 생각해 볼 수 있었죠. 그래서 '아 – 이런 순서를 밟아 가면 되겠구나' 하고 나름대로 짐작이 갔고……그런데 요즘 다시 재발되어 골수이식을 해야 할 것 같다는 의료진의 말을 들었죠. ……아이의 치료 방향을 결정하는 것에 대해 의료진을 믿어요. 저는 의료진의 판단이 잘못되었었다고는 생각하지 않아요. 왜, 그 사람들도 최선을 다하고 있을 거니까……치료 방법을 결정할 때 예고 방송을 좀 해주고 같이 알고 가면서 내 의견을 좀 반영해 주길 바래요. – 어떤 때는 주치의에게 제 제자 대하듯이 '야, 모르면 공부 좀 해, 아니면 나한테 자료 좀 줘, 내가 찾아볼 테니까' 그렇게 얘기하고……병실에 있다 보면 말이 참 많아요. 의사가 어떠니 간호사가 어떠니 하고. 그때 저는 얘기해요. '00도 처음엔 주사 잘못 놨을 텐데 자꾸 하니까 지금처럼 잘하는 거 아니냐, 그런데 내 아이는 실험 대상이 되면 안 되고 다른 애는 괜찮고 이런 경우가 어디 있냐고'……애들이 약물치료를 하면 토하고 못 먹어요. 병실에서는 대부분이 그것 때문에 아이와 부모가 많이 싸워요. '먹어라, 먹어라'. 먹으면 토하니까 지가 고통스러워서 안 먹는데 그걸 어떻게 – 어떻게 먹으라고 강요해요. 나는 안 그래요. 아이가 못 먹겠다고 그러면 인정해 줘요. ‘그래, 힘들어서 못 먹겠니? 그럼 나중에 좀 괜찮아지면 먹어라.’ 그래요. (중략) 지금은 어느 정도 안정이 되어 있고⋯⋯나는 또 내 처와 나머지 아이를 위해 살아야 할 의무이자 책임이 있죠.

이상의 유형에서 살펴본 바와 같이 막막함을 심하게 경험하고 이에 대해 폐쇄적인 대처 전략을 사용함으로 인해 결과적으로 소진을 경험하는 유형은 불확실성 정도가 높은 그룹의 참여자에게서 발견할 수 있었다. 반면 불확실성 정도가 낮은 그룹 모두는 막막함의 정도도 덜 하였으며 개방적 대처 전략을 주로 사용하여 결과적으로 수용을 경험함을 알 수 있다.

또한 유형 B의 경우 불확실성 경험의 인과적 조건인 모호성, 비일상성, 불가측성의 정도가 심해 막막함 역시 심하게 경험하고 있었으나 처해진 상황에서 불확실성을 긍정적으로 평가하고 개방적 대처 전략을 사용함으로써 결과적으로 수용을 경험하는 것을 알 수 있다. 따라서 이는 불확실성이 언제나 개인에게 부정적인 요소로만 작용한 다기보다는 개인의 처해진 맥락과 상황에 따라 오히려 질병 과정을 자신의 생활의 일부로 받아들이거나 또는 정상과 다르지 않다는 새로운 생활의 정상(normal)을 확립하기 위한 기회로 받아들임으로써 불확실성이 긍정적인 요소로도 작용될 수 있음을 알 수 있다.

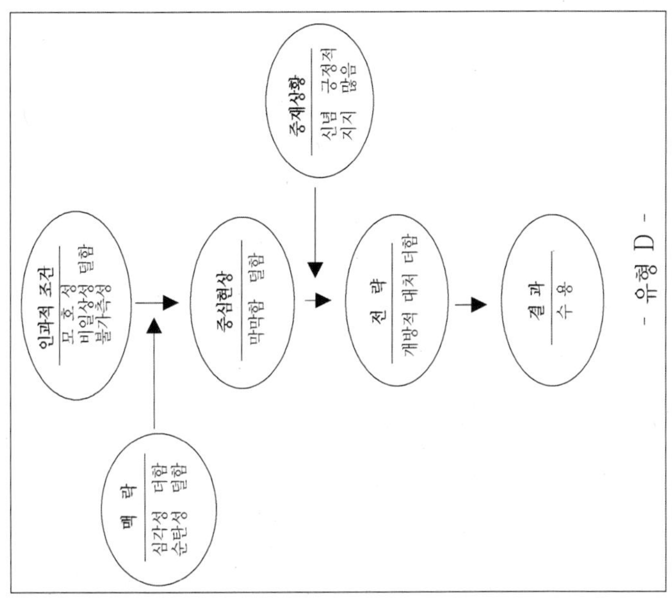
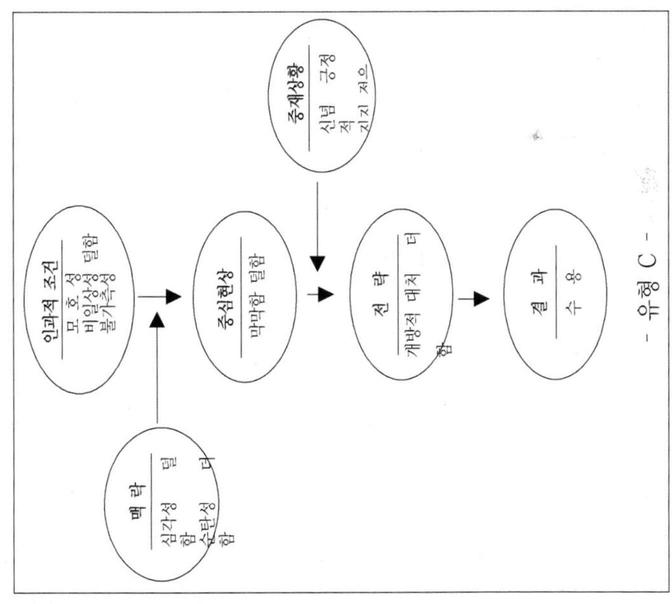

〈그림 3〉 불확실성 정도가 낮은 그룹의 유형

5. 암환아 부모의 불확실성 경험 과정

과정 분석은 시간의 흐름에 따라 전개되는 일련의 중심 현상의 발생에서 소멸까지 전 과정을 한눈에 볼 수 있도록 시각적으로 제시하는 것으로 핵심적 범주와 다른 범주들 사이의 관계를 분류, 체계화하는 데 도움을 준다.

본 연구결과 나타난 불확실성 경험 과정은 증가와 감소의 반복적인 패턴으로 마치 **파도 물결 모양으로 인식 외부로 드러남과 인식 내부로 감추어짐 과정의 연속**이라고 볼 수 있다. 그러므로 불확실성은 이러한 파도와 같은 형태가 인과적 요인의 정도와 빈도 그리고 맥락적인 요소 등에 의해 그 폭을 달리하면서 나타난다. 그러므로 불확실성은 암환아 부모의 인식에 언제나 지속적으로 존재하는 속성이라고 볼 수 있다.

또한 그 차원에 있어서도 시간적인 흐름에 따라 다양한 변화를 보인다. 즉, 진단 전에는 환아에게 나타나는 이상 징후들에 대해 과연 암이 맞는지, 아닌지에 대한 암진단과 관련된 **일차원적** 불확실성을 경험한다고 한다면 일단 암의 진단이 내려진 이후에는 이전과는 다른 **다차원적** 불확실성을 경험한다. 우선, 살수는 있는지, 완치가 가능한 것인지, 어떤 치료 방법을 사용하는지 등의 매우 다양한 다차원의 불확실성을 느끼게 된다.

그 각각에 대한 과정을 구체적으로 살펴보면 다음과 같다.

1) 인식 외부로 드러남

암환아 부모에게서 나타나는 불확실성은 환아에게 이상 징후가 나타나면서부터 서서히 **인식 외부로의 드러남**의 경험을 한다. 즉, 인식의 내부에 존재해 있었던 불확실성은 환아에게 나타나는 알 수 없는 증상과 생소한 용어 및 환경 등에 접하게 되면서 불확실성은 인식의 외부로 확연히 드러나게 된다. 이러한 불확실한 인지 상태는 암의 진단 시점에서 극도에 달하게 되어 암환아 부모들은 극도의 불안함, 암담함 등의 정서를 경험한다. 암의 진단 후 투병 과정에 임하게 되면서 환아 상태의 심각성과 순탄성에 의해 불확실성이 증가되기도 하고 감소되기도 하는 반복적인 패턴을 지니게 된다.

2) 인식 내부로 감추어짐

인식 외부로 드러난 불확실성은 시간이 흐름에 따라 환아 상태가 완화되고 비교적 순탄한 치료 과정을 밟으면서 불확실성을 덜 경험하게 되어 인식 내부로 감추어진다. 그러나 이것은 불확실성이 완전히 해소되었음을 의미하지는 않는다. 환아에게서 이상 증상이 발현된 그 순간부터 환아의 상태악화나 재발과 같은 일들이 갑작스럽게 닥칠 수도 있다는 생각으로 마음속에는 늘 존재하고 있는 현상이며 단지 인식의 외부로 드러나지 않고 있을 뿐이다. 그러므로 암과 같은 생명 위협적이고 만성적인 질환아 부모의 불확실성 경험은 완전히 소멸될 수 없는 것으로 살아가면서 늘 갖고 살아야 하는 지속적인 현상이라고 할 수 있다.

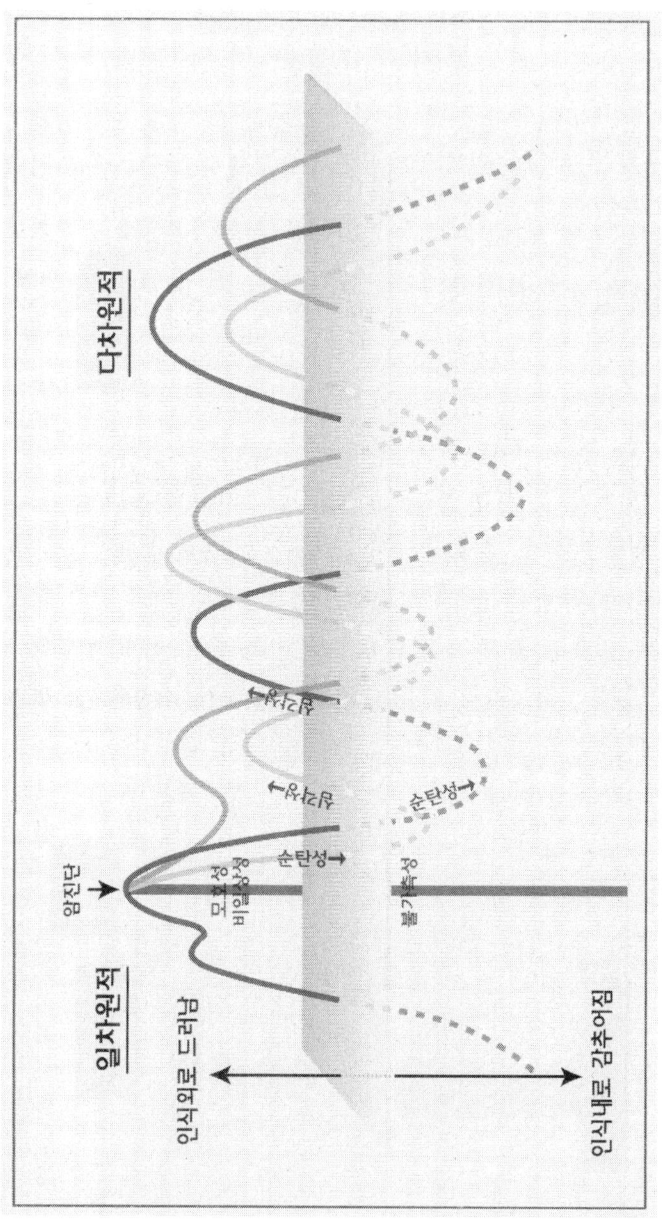

〈그림 4〉 영유아 부모의 불확실성 경험 과정

6. 암환아 부모의 불확실성 경험의 상황 모형(conditional matrix, 狀況母型)

상황 모형은 연구 중인 현상과 관련된 광범위한 상황을 고려하는 데 유용한 방법으로 분석자가 상황과 결과의 단계들을 구별하고 연결하는 것을 가능하게 한다. 상황 모형의 단계는 현상에 부속되는 작용 수준 -상호작용 수준-집단/개인 단체 수준-하부 조직/기관적 수준-조직 /기관 수준-지역사회 수준-국가 수준-국제 수준에 따라 상황 모형을 살펴볼 수 있다.

본서에서 나타난 수준에 따라 상황 모형을 연결하여 Strauss & Corbin (1990)이 제시한 동심원의 형태로 나타내 보면 다음과 같다.

작용 수준에 있어서는 가장 가깝게 암환아 부모의 신념이 영향을 미치고 상호작용 수준에서는 환아의 심각성과 순탄성, 집단 및 개인 단체 수준에서는 다른 암환아 부모의 지지 또는 의료인의 지지, 조직 수준에서는 병원(시설)환경, 지역사회 및 국가적 수준에서는 국가적 차원의 후원 또는 사회복지과를 통한 후원이 영향을 미치는 것으로 나타났다.

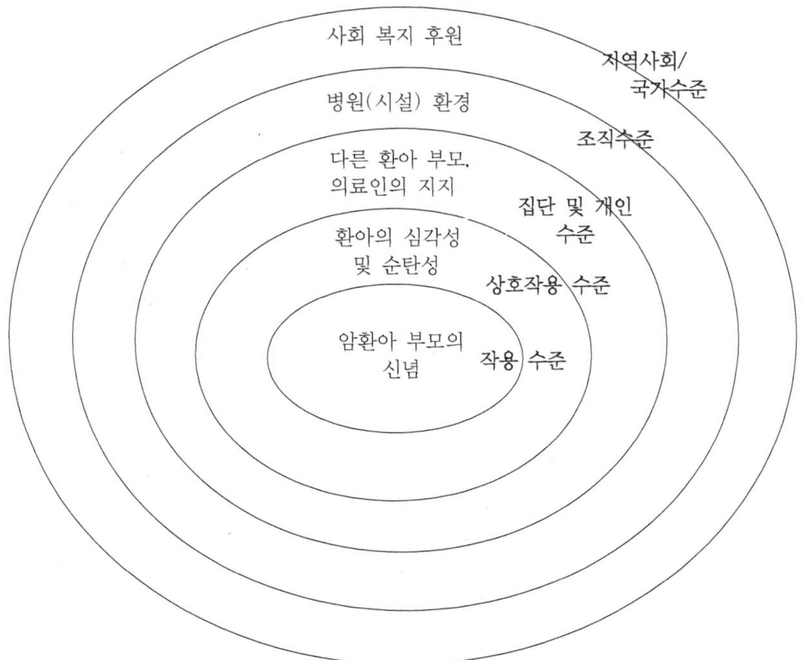

〈그림 5〉 암환아 부모의 불확실성 경험 상황모형

V. 암환아 부모의 불확실성 인지 정도에 따른 경험 양상의 차이

본서에서 방법론적 Triangulation을 적용한 결과 암환아 부모의 불확실성 정도에 따른 불확실성 경험 양상은 중재 상황과 전략에서 차이가 있는 것으로 나타났다.

1. 불확실성의 정도에 따른 주요 중재 상황

불확실성 정도가 높은 그룹과 낮은 그룹 사이의 불확실성의 경험에 영향을 미치는 중재 상황에서의 주요 차이점은 본 연구의 근거 자료 분석 결과 나타난 **신념**과 **지지**의 범주에서 차이가 있는 것으로 나타났다.

신념의 범주에 있어서는 의지, 가치관, 신뢰감의 개념 중 **신뢰감**에서 차이가 있는 것으로 나타났다. 즉, 불확실성 정도가 높은 그룹의 경우에서는 의료진에 대한 신뢰감을 거의 표현하지 않았던 반면 불확실성 정도가 낮은 그룹의 경우에서는 비록 환아 상태가 호전되지 않는 상황에 있었음에도 불구하고 모든 참여자에게서 **의료진에 대한 신뢰감**(참여자 7, 8, 9, 10)을 표현하고 있었다. 이러한 중재 상황은 불확실성 정도가 낮은 그룹의 대부분의 경우에서 개방적인 대처 전략을 선택하도록 하는 중요 요인이 되고 있음을 알 수 있다.

지지의 범주에 있어서 지지 부족의 현상은 불확실성 정도가 낮은 그룹보다는 높은 그룹에서 주로 확인할 수 있는 현상이었다. 즉, 지지 부족에 포함되는 개념인 **경제적 어려움**(참여자 2, 5), **부담스러운 시선**(참여자 5), **무시당함**(참여자 2, 6), **냉랭함**(참여자 2, 3, 6), **배려 받지 못함**(참여자 2, 3, 4), **정보 부족**(참여자 1, 2, 3, 4, 5, 6)이 불확실성 정도가 높은 그룹에서 보다 우세하게 경험되고 있는 것으로 나타났고, 불확실성 정도가 낮은 집단에서는 이러한 현상들이 많은 경우 나타나지 않고 있었다. 특히 불확실성 정도가 높은 참여자의 모두가 정보 부족을 경험하고 있는 결과는 불확실성을 감소시키기 위한 간호 전략 개발 시 반드시 고려되어야 할 점으로 생각된다.

2. 불확실성의 정도에 따른 주요 전략

본 연구의 근거 자료로부터 도출된 불확실성 정도가 높은 그룹과 낮은 그룹 사이의 주요 대처 전략을 비교하면 다음과 같다.

1) 불확실성 정도가 낮은 그룹의 주요 전략

불확실성의 정도가 낮은 그룹에서 주로 사용하는 전략은 많은 경우 개방적 대처 전략을 사용하는 것으로 나타났으며 그 구체적인 대처 전략으로는 **대안 추구**(참여자 7, 9), **환아 격려 및 존중**(참여자 7, 8), **의료진과의 개방적 의사소통**(참여자 7, 8), **긍정적 사고 및 태도**(참여자 7, 8, 9, 10), **직시**(참여자 8), **요청**(참여자 8, 10)으로 나타났고 그 각각에 해당하는 대표적인 사례를 제시하면 다음과 같다.

① 환아 격려 및 존중

애한테 희망 주고, 좋은 얘기 해주고……그러면서 '너 이거 할 수 있어', '잘했어' 그러면 애도 조금만 칭찬해줘두 괜히 으쓱해지고 그래서 애한테도 힘이 되는 것 같애요. (참여자 7)

애들이 약물치료를 하면 토하고 못 먹어요. 병실에서는 대부분 그것 때문에 아이와 부모가 많이 싸워요. '먹어라, 먹어라'. 먹으면 토하니까 지가 고통스러워서 안 먹는데 그걸 어떻게 먹으라고 강요해요. 나는 안 그래요. 아이가 못 먹겠다고 그러면 인정해 줘요. '그래, 힘들어서 못 먹겠니? 그럼 나중에 좀 괜찮아지면 먹어라.' 그래요. (참여자 8)

② 의료진과의 개방적 의사소통

저는 속에 품지 않고 선생님한테 얘기해요. 그 대신 부드럽게 '애가 어리지만 인격체고 다 알아들어요. 그러니까 선생님 그렇게 하지 마시고요, 조금 부드럽게 해주실 수 있죠?' 이렇게 주문을 하지. 그러면 선생님도 그 다음엔 '00야, 뭐하자' 하고 부드러워지고……
(참여자 7)

③ 긍정적 태도

이해도 해야 돼. 그분들은 하는 일이 몇 년씩 똑같으니까 아무렇지도 않게 행동하는 것을 이해도 해야 돼. 우리도 처음에는 진짜 엄청나게 힘들지만 사실 그게 얼마간 지나가면 이렇게 옅어지잖아요. ……새벽 12시, 1시에도 자지 않고 있었던 선생님이 새벽 5시에도 눈 뜨고 있어. 그러면 얼마나 피곤하시겠냐고. (참여자 7)

병실에 있다 보면 말이 참 많아요. 의사가 어떠니 간호사가 어떠니 하고. 그때 저는 얘기해요. '000간호사도 처음엔 주사 잘못 놨을 텐데 자꾸 하니까 지금처럼 잘 하는 거 아니냐, 그런데 내 아이는 실험 대상이 되면 안 되고 다른 애는 괜찮고 이런 경우가 어디 있냐고 우리가 이해할 건 해야 하지 않겠냐고'……(참여자 8)

물론 병원에서 하는 것들이 미흡한 점이 있겠지요. 하지만 저는 그걸 모두 나쁘게 생각해서는 안 될 것 같아요. 우리 부모들이 최선을 다하는 것처럼 그 사람들도 최선을 다하는 걸 테니까……(참여자 10)

④ 직시

어떤 일이 닥치면 항상 타계책에 대한 걸 생각하지 감정적인 것들은 거의 없어요. 그러니깐 곧바로 '진행이 어떻게 되어야 되나?' 하는 거였죠. (참여자 8)

⑤ 대안 추구

물론 음식 같은 것도 집에서 해주는 게 최고지만 안 먹고 그럴 때는 외식도 했어요. 애가 기분 전환으로 나가서 먹으면 좀 나아지기도 하고……어른도 왜 밖에서 먹고 싶을 때가 있잖아요. 그럴 때 애 친구를 같이 데리고 나간다던가 어떤 때는 친구들 불러서 같이 먹게 집에서 만들어 주기도 하구요. 하여튼 먹는 게 제일 중요한데 먹지 않고 그럴 때는 다른 방법으로 어떻게든 먹이려고 노력했죠. 약 같은 것도 지가 좋아하는 데다 타서 먹이기도 하고……(참여자 7)

애들 엄마는 약 먹이고 이럴 때는, 애가 이렇게 입맛이 없고 그럴
때는 애가 콜라 같은 것을 좋아하니까 타서 먹이기도 하고……(참
여자 9)

⑥ 요청
담당 주치의에게 '내 의견도 전해 주세요. 나는 가능하면 이번에 강화
요법을 들어갔으면 좋겠다고 전해 주세요'라고 말하죠. (참여자 8)

불확실성 정도가 낮은 그룹의 암환아 부모들은 환아와 의료진과의
관계에 있어서 매우 개방적인 태도를 취하고 있었다. 즉, 환아를 대할
때 가능한 한 환아의 의사를 존중하고 환아를 격려하고 있었으며, 의
료진과의 관계에서도 비록 환아의 치료적 경과가 좋지 않거나 치료 과
정에서 환아가 큰 고통을 겪고 있음에도 불구하고 의료진의 무성의함
과 냉랭함에 대해 '그럴 수 있다'는 긍정적인 태도로 이해하고 있었다.
또한 의료진의 냉랭함 또는 무성의에 대해 위축되고 소극적으로 대처
한 다기보다는 적극적으로 자신의 의견을 제안함으로써 개방적인 방법
으로 관계를 풀어 나가는 것을 볼 수 있다. 뿐만 아니라 환아의 치료
적 결정에 대해서도 의료진의 결정에 무조건적으로 따르기보다는 같이
참여하여 결정하고 같이 발맞추어 나가기를 요청하는 전략을 사용하는
것으로 나타났다. 그러므로 불확실성 정도가 낮은 그룹의 주요 전략은
상위 범주에서 나타난 개방적 대처 전략임을 알 수 있다.

2) 불확실성 정도가 높은 그룹의 주요 전략

불확실성의 정도가 높은 그룹에서 주로 사용하는 것으로 밝혀진 전
략은 **잊고 싶음**(참여자 1, 2), **회피**(참여자 1, 2, 5), **하늘에 맡김**(참여
자 5, 6), **싸움·화냄·울음·폭언**(참여자 1, 5, 6)의 전략이었고 각각
에 해당하는 대표적인 사례를 제시하면 다음과 같다.

① 잊고 싶음
집에 와서는 생각하고 싶지 않아요. 애가 백혈이라는 생각도 하고 싶지 않고 집에서는 전혀 생각 안 해요. (참여자 1)

병원에 가면 똑같은 아이들을 보니까 막-생각을 지울 수가 없지만 보통 때는 생각 안 하고 싶어요. (참여자 2)

② 회피
선생님이 방사선치료해야겠다고 했을 때, 처음엔 안하겠다고 그랬어요. 애 고생시킬 바에야 안하겠다고……(참여자 2)

어제도 병원에서 방사선치료하러 무슨 승낙서를 쓰라고 하는 데 안 쓰고 싶었어요. 해서 뭐할까 하는 생각이 들고……(참여자 5)

③ 하늘에 맡김
선생님이 하자는 대로 항암치료를 계속하자면 하는 거고 골수이식을 정-해야 한다면 해야 할 거고-우리로서는 하늘에 맡기는 수밖에 없어요[긴 한숨]. (참여자 5)

나는 하느님도 안 믿고 아무것도 안 믿지만 천명이 있다잖아요. 자기는(환아) 그만큼밖에 살 운명이 아니구나 싶어 이제는 천명에 맡기는 수밖에 없는 것 같아요. (참여자 6)

④ 싸움, 화냄, 울음, 폭언
애하고 많이 싸웠었어요. 지가 말을 할 수 있으면서도 상태가 안 좋으니까 말을 안 하고 손동작만 하는 거예요. 말을 할 수 있으면서도. (중략)……그래서 내가 너무 너무 화가 나서 '너, 진짜 엄마랑 말 안 할거냐구' 일부러 애하고 막 싸웠었어요. (참여자 1)

그냥 화장실 가서 울고 놀이방 가서 울고 또 아니면 외할머니보고 잠깐 오라고 해서 집에 가서 실컷 울고 오고 그런 것밖에는 풀 방

법이 없어요. (참여자 5)

정말 아무 생각도 없고 울음밖에 안나요. 그냥 앉아서 울고 계속
울고만 다녔어요. (참여자 6)

진짜루 그런 말해서는 안 되는 줄 알면서 차라리 죽으라고, 그렇게
부모 고생시킬 바에는 차라리 가라고 그랬어요. 00이 한테 죽으라
는 말까지 몇 번 했어요. (참여자 5)

불확실성의 정도가 높은 그룹의 주요 전략은 현재의 위기에 대하여
현실적으로 직시하고 헤쳐나가기기보다는 하늘에 맡긴다거나 잊으려 한
다거나 회피하는 식의 소극적이고 폐쇄적인 대처 전략을 사용하는 것
으로 나타났다. 또한 환아의 고통에 대해서도 환아를 격려하고 위로하
기보다는 오히려 환아에게 화를 낸다거나 심한 폭언을 한다거나 울어
버리는 식의 감정적 대처 전략을 사용하고 있었다. 그러므로 불확실성
정도가 높은 그룹의 주요 전략은 상위 범주에서 나타난 폐쇄적 대처
전략을 주로 사용하는 것임을 알 수 있다.

결 론

제1장 암환아 부모의 불확실성 경험 과정

암환아 부모들은 모호성, 비일상성, 불가측성으로 인해 불확실성을 경험하는 것으로 나타났고 이러한 불확실성 경험의 중심 현상으로는 막막함이 도출되었다.

암환아 부모는 매스컴을 통해서 본 백혈병 등과 같은 여러 가지 소아암은 자신과는 거리가 먼 사건이라고 생각하고 한 번도 주의 깊게 관심을 가져 본 일이 없었는데 어느 날 갑자기 자신의 자녀가 암이라는 진단을 받고 도저히 믿을 수가 없으며 심지어는 꿈일 거라고 생각하고 잠에서 깨어나면 괜찮겠지 하는 등의 정서적인 암담함을 경험한다. 더불어 환아의 암진단 시 또는 질병의 경과 과정에서 합병증의 유발과 같은 환아 상태의 악화 등으로 환아의 생존에 대한 불안감, 암담함, 절실함, 좌절감의 정서적인 경험을 하게 된다.

이러한 암환아 부모의 불확실성 경험은 늘 의식의 바닥에 깔려 있으며 질병 과정이 진행됨에 따라 차원과 양상에 있어서 다르게 변화되어 가는 속성을 지닌 현상이라고 할 수 있다. 그러나 본서에서 암환아 부모의 불확실성 경험은 천식 혹은 당뇨병과 같은 비생명위협적이며 일평생 그 병을 가지고 살아야 하는 만성질환아 부모와는 다소 다른 양상의 불확실성 경험으로 나타났다. 즉, 다른 만성질환아의 경우는 진단을 받음으로 인해 불확실성의 전환점을 맞게 되어 오히려 진단 후 통제감이 증가된다는 연구보고가 있으나(Jerret & Costello, 1996), 본서에서는 암이라는 질병 자체의 생명 위협적 특성으로 인하여 진단을 받음으로 인해 오히려 불확실성이 증가되는 것을 볼 수 있었다. 따라서 암진단 후 암환아 부모가 경험하는 불확실성 경험은 강도와 차원을 달리해서 여러 유발 요인에 의해 증가 또는 감소되기도 하는 파도와 같은 형태의 만성적인 불확실성을 경험하는 것으로 나타났다.

불확실성 경험의 인과적 요인으로는 모호성, 비일상성, 불가측성이 발견되었는데 그 하위 범주들로는 모호함, 혼란, 낯설음, 변화됨, 불투명함의 범주들이 포함된다. 대부분의 암환아나 만성질환아 가족의 경우 불확실성을 일으키는 근원적 요소 중 하나가 앞으로 무슨 일이 일어날지 알 수 없다는 사실에 의해 발생되는 것으로 나타난다(Newton & Mateo, 1994; Park & Martinson, 1998; 박은숙, 1996; 유명란, 1994; 인주영, 1989). 이는 본서에서도 마찬가지로 처음 진단을 받는 시점이건 또는 치료가 거의 완료되어 있는 시점이건 간에 대부분의 부모들은 앞으로 어떤 일이 갑자기 닥칠지도 모른다는 사실에 의해 지속적인 불확실성을 경험하고 있었다. 특히 우리나라 대부분의 소아암을 차지하고 있는 백혈병 환아 부모들의 경우에는 다른 암과는 달리 수술적 절차를 통해 완전히 제거될 수 없다는 사실에 의해 더욱 불확실성을 경험함을 진술하고 있었다. 또한 암환아 부모들은 암이라는 진단이 내려지면서 자신의 감정을 추스르고 적극적으로 임하려 해도 이제까지 자신이 유지해 왔던 생활 패턴의 변화와 처음 겪는 생소함 등의 비일상성으로 인하여 더욱 불확실성이 증가되며, 이때 의료진의 명료하지 않은 언질이나 모호함 등은 생활의 중심을 잃고 방황하는 상태에 있는 부모로 하여금 더욱 불확실성이 심화되게 하는 것을 알 수 있었다.

또한 암환아 부모들은 환아 상태의 심각성과 질병 경과의 순탄성의 맥락 안에서 불확실성을 경험하는 것으로 나타났다. 특히 양적 연구결과에서 환아 상태에 대한 심각성 인지 정도와 불확실성 정도가 유의한 관계가 있는 것으로 나타났는데, 이는 질적인 연구과정에 있어서도 동일하게 확인되어 그 타당성이 뒷받침되고 있다. 즉, 환아의 질병 상태에 있어 환아가 겪는 신체적·정신적인 고통에 의해 암환아 부모들은 불확실성이 더해짐을 경험하고 있었고 자신의 자녀가 투병하고 있는 질병 자체가 낮은 생존율을 보이는 비관적 전망과 관련된 요소 등도 암환아 부모의 불확실성을 촉진시키는 요소로 나타났다.

또한 다른 만성질환아 부모들의 경우에는 환아의 발달적 특성과 관련하여 서로 불확실성이 영향받는다는 보고도 있으나(Celements, Copeland & Loftus, 1990) 본서의 근거 자료에서는 다르게 나타났다. 즉, 다른 만성질환아의 경우 환아가 학교에 입학을 한다던가 청소년기를 맞는다던가 하는 발달적인 특성이 환아의 질병과 맞물림으로 인해 부모의 불확실성에 영향을 미치는 것으로 보고된 바 있으나, 본서에서는 이러한 발달적 특성이 불확실성에 크게 영향을 미치는 것으로 부각되지는 않았다. 이는 암이라는 질환적 특성, 즉 질병의 생명 위협적인 특성으로 인하여 우선은 생명을 지킬 수 있느냐 하는 매우 절박한 상황에 놓여 있기 때문에 학업 성취나 친교 관계 등의 발달과업과 관련된 것들은 차후의 문제이므로 이러한 발달적 특성과 관련된 불확실성의 경험 현상은 크게 드러나지 않은 것으로 생각된다.

암환아 부모들의 불확실성을 극복하기 위한 전략의 선택은 자신이 가지고 있는 신념과 주변의 지지 정도에 따라 개방적 또는 폐쇄적인 대처 전략을 선택하는 것으로 나타났다. 특히, 처음 암이라는 진단이 내려짐으로 인해 암담함, 좌절감 등을 경험할 때 같은 병실 또는 선배 부모들의 도움으로 다소간의 불확실성을 해소할 수 있었고 특히 의료진으로부터 받는 격려와 지지는 암환아 부모들로 하여금 오랫동안 큰 지지가 되고 있음이 밝혀졌다. 반대로 환아의 상태에 대해 궁금함을 호소할 때 신중하고 성의 있게 대답해 주지 않고 알 필요 없다는 식의 무시와 냉랭한 태도 등은 암환아 부모로 하여금 더욱 불확실성을 가중시키고 바람직한 전략 선택을 저해하도록 하는 요소로 확인되었다. 이에 Hockenberry(1994)도 암환아를 대상으로 한 연구에서 가족과 의료인으로부터의 지지가 암치료를 받고 있는 환아의 불안을 감소시키는 직접적 요소로 나타나 지지에 따라 암환아의 불확실성 경험이 영향받음을 보고하여 지지는 암환아 및 부모의 전략 선택에 중요한 영향을 미치는 요인임을 알 수 있다.

또한 지지의 범주에는 경제적 어려움의 개념이 포함되어 있는데 암이라는 질병 자체가 장기간의 치료가 요구되므로 많은 경우에서 경제적인 곤란을 호소하고 있었다. 경우에 따라서는 경제적인 곤란으로 암치료를 포기함으로 인해 환아를 살릴 수 있음에도 불구하고 생명을 잃어버리는 것은 아닐까 하는 불안함을 경험하고 있었다. 이러한 결과는 월수입이 가장 높은 그룹에서 가장 낮은 불확실성 정도를 나타낸 양적 연구결과와 일치하는 것으로서 소아암 환아 가족 간호 시 반드시 고려되어져야 하는 사항이라고 할 수 있다. 따라서 소아암 환아 가족을 간호하는 간호사는 그들의 경제 상태와 경제적 지지의 양을 사정하고 필요시 사회복지 센터의 경제적 후원에 관한 정보를 제공해 줌으로써 경제적 곤란과 관련된 불확실성에 효과적으로 대처할 수 있도록 도와주어야 할 것이다.

또한 암환아 부모의 가치관, 신뢰감, 의지와 같은 신념도 불확실성 극복을 위한 전략 선택에 영향함을 알 수 있었다. 즉, 부모가 가지고 있는 신념이 긍정적 또는 부정적이냐에 따라 개방적 또는 폐쇄적 대처 전략을 선택하는 것으로 나타났는데, 이는 Heath(1996)가 암으로 진단받은 환아 가족의 대처에 개인적 성향이 영향을 미친다고 제시한 것과 같은 맥락으로 볼 수 있다.

개방적 대처 전략에는 책을 찾아보거나 치료적인 섭생법을 충실히 이행하는 등 적극적 전략의 사용과, 자신을 추스르고 중심을 지켜 현실을 똑바로 직시하려는 평형성 및 융통성의 전략이 포함되는 것으로 나타났다. 이에 Heath(1996)도 암환아 가족이 사용하는 긍정적인 전략으로 1) 구조적 도움의 추구, 2) 외부 자원의 수용, 3) 정상화의 유지,

4) 해결 가능한 방향으로의 위협 감소, 5) 숙련감의 증가를 밝힌 바 있다. Kruger(1992) 역시 문제 중심적 대처 기술을 가지고 있는 암환아 부모는 암의 생명 위협적인 특성에 대해 좀 더 강인하게 대처 할 수 있다고 지적하고 있다. 그러므로 본서 결과와 같이 현실적으로 닥친 문제들에 대해 중심을 잃지 않고 삶의 균형을 유지하면서 적극적이고 융통성 있는 개방적 대처 전략의 사용은 암환아 부모의 질병 과정에 대한 수용을 촉진시킴으로써 더욱 안정된 생활을 유지할 수 있도록 할 것이다.

그러나 본서에서 암환아 부모는 경우에 따라서 술을 마시고 잊으려 한다거나 치료를 회피한다거나 하늘에 맡기고 폭언하는 등의 소극적이고 감정적인 폐쇄적 대처 전략을 사용하기 도하여 자신의 생의 중심을 잃고 결국 가족 전체가 무너져 버리는 경험하기도 하였다. 그러므로 암환아 가족을 간호하는 간호사는 본서의 유형 B, C, D에서 나타난 바와 같이 암환아 부모들이 경험하는 불확실성을 긍정적으로 승화시킬 수 있도록 그들이 가지고 있는 내외적인 자원을 개발하여 개방적 대처 전략을 사용할 수 있도록 간호사는 기능하여야 할 것이다.

또한 본서에서 암환아 부모들은 지속적인 불확실성 경험 과정에 따른 결과 처해진 상황을 수용하게 되거나 또는 소진되는 것으로 나타났다. 이에 김수지 등(1992)의 연구에서는 암환아를 돌보는 어머니들이 암질환의 치유 기간이 길어짐에 따라 안녕감의 상실, 위축, 의료 구조적인 모순, 의료인에 대한 기대 그리고 죽음에 대한 인식을 경험함이 밝혀졌다. Martinson(1982)도 암환아를 둔 부모는 죄의식을 갖고 무기력함을 느낀다고 하였는데, 이러한 결과들은 본서에서 나타난 고달픔, 불안정, 포기, 자책감과 같은 소진의 하위 범주와 같은 맥락의 현상이라고 볼 수 있다.

그러나 한편으로는 늘 의식 바닥에 깔려 있는 불확실성을 생활의 일부로 자연스럽게 받아들이고, 환아를 정상 아이처럼 대하며 환아의 증상 발현에 대해 초연하게 대처하는 등의 수용하는 태도를 보이기도 하였다. 이러한 과정을 Birenbaum(1990), Knafl과 Deatrich(1986)은 정상화(normalization)의 과정이라고 개념화한 바 있으며 만성질환에서의 궁극적 간호의 목적 중 하나는 정상화를 획득할 수 있도록 도움을 주는 것이라고 강조하였다. Clarke-Steffen(1993) 역시 암환아 가족의 변화 과정에 관한 질적 연구를 통해 암환아 가족은 진단 후 불확실성으로부터 벗어나기 위해 가족을 위한 새로운 정상 상태를 구축하고 이를 지속시켜 나가야 한다고 하였다.

암이라는 질병은 생명 위협적 질환인 동시에 만성적인 특성을 지니고 있으므로 새롭고 낯선 생활과 환경에 적응하고 수용함으로써 가족의 삶의 방식을 새롭게 정립하는 과정이 필요로 된다. 이때 간호 제공자는 참여자들로 하여금 가능한 한 빨리 불확실성을 극복하고 질병 과정을 자신의 생활의 일부로 수용하여 새로운 정상을 획득하고 유지할 수 있도록 참여자마다의 개별적인 사정과 중재를 통한 접근을 시행해야 할 것이다.

제2장 암환아 부모의 불확실성 정도에 따른 경험 양상

본서에서 양적 연구와 질적 연구를 동시에 수행하는 방법론적 triangulation을 시도한 결과에 근거해 다음과 같은 점들을 고려해 볼 수 있다.

본서의 근거 자료 분석 결과 불확실성 정도에 따른 암환아 부모의 불확실성 경험 양상의 차이는 주로 중재 상황과 전략에서 나타났다. 즉, 중재 상황의 범주에 속하는 **신뢰감**과 **지지**의 개념에 있어서, 불확실성 정도가 낮은 그룹에 속하는 참여자들 모두는 비록 환아의 치료 과정이 순탄하지 못하고 심각한 상태에 있는 경우라도 의료진에 대한 신뢰감을 표현하고 있었다. 이는 암환아 부모의 불확실성 극복을 위한 중재를 계획할 때 우선적으로는 참여자와의 신뢰감 형성이 선행되어져야 함을 의미한다고 볼 수 있다. 또한 지지의 범주에 있어서도 차이를 보이고 있었는데, 불확실성 정도가 높은 그룹에서 불확실성 정도가 낮은 그룹에 비해 **의료진의 무성의함, 냉랭함, 정보 부족**과 같은 **지지 부족**을 더욱 많이 경험하고 있었다. 특히 정보 부족의 범주는 불확실성 정도가 높았던 참여자 모두가 경험하는 현상으로 이는 간호사가 암환아 부모를 위한 간호 중재 시 충분히 고려될 수 있고 예측될 수 있는 간호 문제이므로 미리 성문화된 자료를 마련하여 구체적이고 체계적인 정보 제공이 이루어져야 할 것이다. 또한 본서에서 불확실성 정도에 의한 상위 그룹과 하위 그룹 간의 **정보 받음**의 현상은 매우 특이한 양상으로 대별되고 있었다. 즉, 불확실성 정도가 낮은 그룹은 환아의 질병이나 치료적 섭생법과 관련된 정보를 주로 의료진을 통해 전문적인 지지를 제공받은 경험이 우선 이었다. 그러나 불확실성 정도가 높은 그룹은 같은 병실 환아 부모

또는 먼저 경험한 환아의 부모로부터 정보를 받고 있어 어떤 경우에는 의학적 용어 등에 관한 정보 제공조차도 전문가가 아닌 일반인으로부터 정보를 제공받아 경우에 따라서는 전문가가 아닌 사람으로부터의 그릇된 정보를 제공받음으로 인해 잘못된 인식을 유도할 수도 있어 오히려 불확실성 정도를 가중시키기도 할 것이다. 물론 본서의 근거 자료에서도 확인되었듯이 암환아 부모의 불확실성 감소를 위해서는 같은 상황에 처해 있는 사람들로 구성된 자조 그룹을 통한 지지가 무엇보다 효과적인 도움을 줄 수 있는 것이 사실이다. 그러나 이러한 정보 제공을 통한 지지에서 우선적으로는 건강 간호 제공자의 전문가적인 정보 제공이 우선적으로 제공되어진 후 자조 그룹의 조성을 통한 지지가 이루어지는 것이 바람직할 것으로 생각된다. 동시에 간호사는 암환아 부모의 사정 시 왜곡되거나 잘못된 주변의 영향이 있는지를 우선적으로 사정하고 교정해 줄 필요가 있겠다.

불확실성의 정도에 따른 그룹 간의 주요 전략의 선택에서도 차이를 보이고 있는데, 불확실성 정도가 낮은 그룹에서는 가능한 한 환아의 의견을 받아들여 환아 중심적 접근을 한다거나 의료진과의 관계에 있어서 개방적 의사소통 관계를 확립하는 등 **개방적 대처 전략**을 사용하는 반면 불확실성 정도가 높은 그룹에서는 **회피, 울음, 폭언** 등의 **폐쇄적 대처 전략**을 사용하는 것으로 나타났다. 이러한 불확실성 정도에 따른 대처 전략 사용 역시 암환아 가족 간호 시 중요하게 고려되어져야 하는 것으로 간호사는 불확실성 정도가 높은 그룹에 대해 개방적 대처 전략을 사용할 수 있도록 전략에 영향을 미치는 주변의 지지 정도와 암환아 부모의 신념을 확인하고 동시에 사용하고 있는 대처 전략의 유형을 구분하여 그에 따른 개별적인 접근을 시행해야 할 것이다.

또한 본서의 근거 자료 수집을 위해 면담한 참여자를 살펴보면 불확실성 정도가 높은 상위 그룹에서는 어머니 6인과 면담이 실시되었고 불확실성 정도가 낮은 하위 그룹은 아버지 3인과 어머니 1인으로 구성되어 있다. 비록 질적 연구에 앞서 실시된 양적 연구결과 암환아 부모의 성별과 불확실성 정도가 통계적으로 유의한 차이가 있게 나타나지는 않았으나, 아버지가 차지하는 가족 내의 위치를 고려해 볼 때 부모의 성별에 따른 불확실성 경험 양상의 차이점을 탐색해 볼 필요가 있겠다. 따라서 추후에는 자신의 자녀에 대해 어머니와 아버지의 불확실성 경험이 어떤 요인에 의해 어떻게 다르게 경험되고 대처하는지에 대한 암환아 어머니와 아버지의 불확실성 경험 과정의 차이점을 규명하는 연구가 시도되어져야 할 것으로 판단된다.

제3장 암환아 부모의 불확실성 경험의 간호 실무 적용 및 추후 탐구 방향

본서의 근거 자료 분석 결과에서 나타난 바와 같이 암환아 부모의 불확실성 경험 과정은 시간적인 변화에 따라 불확실성의 강도와 차원이 다양하게 변화되는 속성을 지니고 있다. 또한 불확실성의 차원에 있어서도 진단 전·후가 다른 양상으로 나타나고 그 후 질병의 진행 과정에 따라 불확실성의 강도 역시 변화되는 것을 알 수 있다. 그러므로 이러한 점들을 근거로 간호 실무에서는 다음과 같은 결과들을 고려해 볼 수 있을 것이다.

즉, 진단 전 암환아 부모의 불확실성 경험이 암의 진단 여부와 관련된 단일 차원의 불확실성이라면 진단 후의 불확실성 경험은 환아의 생존 가능성의 여부, 치료적인 절차 및 간호 방법 등 다차원적인 불확실성을 경험한다고 볼 수 있다.

우선 불확실성의 강도에서도 Clarke-Steffen(1993)이 지적한 바대로 본서에서도 역시 진단을 받는 시점이 불확실성이 가장 극도에 달하는 순간이라는 것을 알 수 있었다. 즉, 참여자들은 진단이 내려지는 시점에서 '앞이 캄캄하고', '말로는 표현할 수 없다'는 식의 극치를 표현하고 있었다. 그러므로 간호사는 처음 암이라는 진단을 접하고 어찌할 줄 모르는 막막함을 경험하는 암환아 부모들을 위해서 질병 과정에 대한 질문 가능한 의문들에 대해 미리 체계적이고 구체적인 정보 제공을 계획하여야 할 것이다. 이러한 즉각적인 정보 제공은 진단 시 암환아 부모가 경험하는 극도의 불확실성에 대해 현실적인 직시를 가능하도록 하는 지지 자원으로 작용할 수 있을 것이다.

더불어 진단 전에 환아의 상태가 변화되는 것에 의해 부모들은 불길함을 경험하고 그에 따른 이상 징후의 의미에 대해 불확실성을 경험한다. 그러므로 암환아 부모들은 확진을 위한 검사를 수행하고 그 결과를 기다리는데 그 기간이 길수록 부모들은 더욱 오랜 시간 불확실성을 경험한다고 볼 수 있다. 그러므로 간호사는 이러한 모호성을 감소시켜 줄 수 있도록 환아에게 나타나는 비정상적인 그러나 무엇인지는 알 수 없는 증상들에 대해 가능한 한 정확한 해석을 해줌으로써 불확실성을 감소시켜 줄 수 있을 것이다. 더불어 암과 같이 생명 위협적인 질환의 진단과 관련된 검사 결과들은 응급으로 처리하여 결과를 기다리는 시간을 단축시켜 주는 조직적인 차원의 시도는 암환아 가족이 극도의 불확실성을 경험하는 시간을 감소시켜 줄 수 있을 것이다.

이에 대해 Hilton(1992) 역시 미래와 관련된 지식을 분명히 해 줌으로써 불확실성을 감소시켜 줄 수 있음을 제안한 바 있다. 그러므로 간호사는 우선 대상자로 하여금 모호하고 혼돈스러워하는 부분에 대해 구체적으로 사정한 후 불명료하고 불가측적인 부분들에 대하여 명확하게 해석해 줌으로써 대상자가 진단 전에 경험하는 불확실성의 감소를 꾀할 수 있을 것이다.

그러나 진단 후에는 이와는 다른 여러 가지 차원의 불확실성 경험을 하게 된다. 그러므로 간호사는 암환아 부모가 무엇에 의해 그리고 무엇에 관한 불확실성을 경험하는지를 정확히 파악할 필요가 있고 더불어 무슨 요인에 의해 불확실성이 증가 또는 감소되는지를 사정할 필요가 있다. 이는 본서에서 확인된 것과 같이 암환아 부모의 불확실성을 유발하는 인과적 조건인 모호성, 비일상성, 불가측성과 관련된 요소들이 무엇인지를 파악해야 할 것이다. 물론 본서의 근거 자료에서 나타난 불확실성의 인과적 요인 중에는 환아의 상태악화, 합병증의 유발, 치료 부작용과 같이 건강 제공자가 완전히 해결 해 줄 수 없는 인과적 요인도 있으나, 질병에 대한 모호함과 혼돈스러움 그리고 의료진의 비일관성, 생소한 전문용어 등과 관련된 모호함, 혼란 그리고 낯설음 등은 암환아 간호 영역에서 충분히 고려되고 중재될 수 있는 요소들이라고 볼 수 있다. 이와 같은 접근은 미래와 관련된 지식을 명확하게 제공해 줌으로써 혼란, 비논리적인 결정, 잘못된 이해 등을 교정하여 불확실성을 감소 또는 승화시킬 수 있도록 도움을 주어야 할 것이다.

따라서 암환아 부모의 불확실성을 감소시키기 위한 간호 중재 시 우선적으로 고려되어져야 할 점은 불확실성의 극복을 위한 전략 설정뿐만 아니라 불확실성을 유발하는 인과적 요인의 제거 또는 감소에 우선적으로 초점이 맞추어져야 한다는 점일 것이다.

더불어 실무 적용 시 암환아 부모가 경험하고 있는 불확실성의 속성이 지속적이고 만성적인 것이라는 점을 고려해야 할 것이다. 즉, 본서의 과정 분석 결과에서 보여주듯이 불확실성은 계속적으로 정도와 양상에 있어서 변화되기는 하나 언제나 인식의 내부와 외부를 들락거리면서 지속적으로 존재하는 것으로 완전히 없어지는 현상이 아니라는 것이다. Cohen(1995) 역시 암환아 가족은 이러한 만성적인 불확실성에 적응해야 한다고 하였고, Mast(1995)도 암질환과 같이 어차피 불확실성의 근원을 완전하게 제거해 주지 못할 경우에 간호사들은 질병의 맥락 안에서 개인이 건강한 쪽으로 갈 수 있도록 도와주는 것이 바람직하다고 하였다. 따라서 암환아의 치료적인 과정이 다 끝나고 특별한 증상이 나타나지 않는다고 하여 불확실성의 요인이 완전히 사라졌다고 가정해서는 안 될 것이다. 그러므로 이러한 만성적이고 동시에 시간에 따라 변화되는 속성을 지닌 불확실성의 중재를 위해서는 치료적인 절차가 끝난 후에도 계속적인 접촉이 필수적이라고 할 수 있다. 따라서 현재 간호계에서 활발히 수행되고 있는 가정 간호사 또는 지역사회 간호사를 활용해 지속적인 관계를 유지함으로써 시간에 따라 변화되는 불확실성 양상에 대해 개방적 대처 전략을 사용할 수 있도록 해준다거나 긍정적인 승화가 이루어 질 수 있도록 대상자의 만성적인 불확실성에 영향을 미치는 맥락, 중재 상황의 요소를 파악하고 중재 시 적용·

평가되어져야 할 것이다.

이상의 내용을 토대로 다음과 같이 제언하고자 한다.

1) 암환아 부모가 경험하는 불확실성 경험의 인과적 요인으로는 모호성, 비일상성, 불가측성이 확인되었고, 맥락과 중재 상황으로는 각각 심각성과 순탄성 그리고 신념과 지지의 현상이 밝혀졌다. 그러므로 실무에서 암환아 가족의 간호 시 본서 결과에서 확인된 각 범주에 따른 사정 도구를 개발할 것을 제언한다. 이러한 사정 도구의 사용을 통한 개별적 접근은 궁극적으로 암환아 부모가 인지하는 불확실성에 개방적으로 대처하도록 하여 불확실성을 긍정적으로 평가할 수 있도록 하는 데 기여할 수 있을 것이다.

2) 암환아 부모는 암의 진단시점에서 가장 극도의 불확실성을 느끼고 있었으며 또한 암의 진단을 기점으로 하여 다차원적인 불확실성을 경험하는 것으로 나타났다. 따라서 이에 대한 간호 실무 적용 시 처음 암으로 진단받은 암환아 부모를 위해 예측되는 가능한 질문과 의문들에 대해 정보 제공과 관련된 간호 중재 프로토콜을 개발할 것을 제언한다. 이러한 구체적이고 즉각적인 정보 제공은 암환아 부모로 하여금 보다 빨리 불확실성에 대처하도록 하는 데 도움을 줄 수 있을 것이다.

3) 암환아 부모의 불확실성 경험 과정은 시간적 흐름에 따라 차원과 강도가 변화되는 속성을 지니고 있는 것으로 나타났다. 따라서 암환아 가족의 불확실성 에 대한 간호 중재는 암환아 가족의 질병 과정에 따른 개별적인 접근 방법으로 수행해져야 할 것이다.

4) 암환아 부모가 경험하는 불확실성은 지속적이고 만성적인 경과를

지니는 속성이 있으므로 비록 환아의 상태가 완화되고 안정된 것처럼 보인다고 하여 불확실성이 완전히 해소되었음을 의미하는 것이 아니다. 그러므로 이러한 만성적이고 지속적인 불확실성의 효과적인 중재를 위해 가족과의 계속적인 연계성의 유지를 통한 간호가 필요하다. 따라서 현재 활발히 활동하고 있는 가정 간호를 통해 암환아 가족에 대한 연계성 있는 사정과 중재를 수행하여 불확실성을 극복하거나 또는 긍정적으로 승화할 수 있도록 도움을 주어야 할 것이다.

5) 암환아 부모가 처음 진단 받았을 때 그들을 지지해 주는 대표적인 지지 체계는 같은 병실 또는 선배 부모들이므로 이를 감안하여 간호사는 기관 또는 지역사회 수준에서의 자조 그룹을 구성하여 암환아의 부모를 참여시키도록 하여야 한다. 그러나 불확실성 정도가 낮은 그룹에서 높은 그룹보다 우세하게 의료인으로부터의 전문가족인 지지 받음의 현상이 확인된 점을 고려하여 자조 그룹의 구성과 동시에 우선적으로 보다 체계적인 전문가적 정보 제공을 통한 지지를 해 줄 수 있어야 할 것이다.

6) 본서의 면담자 구성에 있어 불확실성 정도가 높은 그룹에서는 어머니의 비율이 높은 반면, 불확실성 정도가 낮은 그룹에서는 아버지의 비율이 확연히 높았다는 점을 고려해 볼 때 암환아 어머니와 아버지에서 불확실성 경험 과정의 차이 규명을 위한 추후 연구가 시도되어야 할 것이다.

참고 문헌

김수지, 양순옥, Martinson, I. (1992). 암환아 발생이 가족에게 미치는 영향에 관한 연구. *간호학회지, 22*(4), 636-652.

민영숙(1994). 암환아 가족의 질병에 대한 불확실성과 대처 양상에 관한 연구. *간호학회지, 24*(4), 529-544.

박은숙(1996). 만성질환아 어머니의 질병에 대한 불확실성 정도와 양육 태도. *아동간호학회지, 2*(2), 5-18.

소향숙(1996). *자궁경부암 환자의 치료 시기별 불확실성, 대처 방식 및 우울의 변화 양상.* 연세대학교 대학원 박사학위논문. 서울.

오원옥(1999). *암환아 부모의 불확실성 경험.* 고려대학교 대학원 박사학위논문. 서울

유경희(1996). *류마티스 관절염 환자가 지각하는 불확실성에 관한 모형 구축.* 서울대학교 대학원 박사학위논문. 서울.

유명란(1994). *만성질환자의 우울과 불확실성에 관한 연구.* 연세대학교 대학원 석사학위논문. 서울.

이인혜(1984). *질환에 대한 불확실성 정도와 대응양상에 따른 상태불안과의 상관관계 연구.* 연세대학교 대학원 석사학위논문. 서울.

인주영(1989). *경련성질환아 어머니의 불확실성과 가족경도에 관한 연구.* 연세대학교 교육대학원 석사학위논문. 서울.

조영숙, 김수지, Martison, I. (1992). 암환아 부모의 경험에 관한 질적 연구. *간호학회지, 22*(4), 491-505.

최은숙(1994). *암환자의 질환에 대한 불확실성 정도와 대응양상 및 희망.* 경북대학교 대학원 석사학위논문. 대구.

연세대학교 언어 정보 개발 연구원(1998). *연세 한국어 사전,* 두산동아.

서울.

Bailey, J. M., & Nielsen, B. I. (1993). Uncertainty and appraisal of uncertainty in women with rheumatoid arthritis. *Orthopedic Nursing, 12,* 63-67.

Bennett, S. J. (1993). Relationships among selected antecedent variables and coping effectiveness in postmyocardial infarction patients. *Research in Nursing & Health, 16,* 131-139.

Birenbaum, L. K. (1990). Family coping with childhood cancer. *The Hospice Journal, 6*(3), 17-33.

Braden, C. J. (1990). Learned self-help response to chronic illness experience: A test of three alternative learning theories. *Scholarly Inquiry for Nursing Practice, 4,* 23-41.

Budner S. (1962). Intolerance of ambiguity as a personality variable. *J. of Personality, 30,* 29-50.

Buelow, J. M. (1991). A correlational study of disabilities, stressors and coping methods in victims of multiple sclerosis. *J. of Neuroscience Nursing, 23,* 247-252.

Cayse, L. (1994). Father of children with cancer: A descriptive study of their stressors and coping strategies. *J. of Pediatric Oncology Nursing, 11,* 102-108.

Clarke-Steffen L. (1993). A model of the family transition to living with childhood. *Cancer Practice, 1*(4), 285-292.

Celements, D. B., Copeland, L. G., & Loftus, M. (1990). Crtical times for families with a chronically ill child. *Pediatric Nursing, 16*(2), 157-161.

Christman, N. J. (1990). Uncertainty and adjustment during

radiotherapy. *Nursing Research, 39,* 17-20.

Cohen, M. H. (1993). Diagnostic closure and the spread of uncertainty. *Issues in Comprehensive Pediatric Nursing, 16,* 135-146.

Cohen, M. H. (1995a). The stages of the prediagnostic period in chronic, life-threatening childhood illness: A process analysis. *Research in Nursing & Health, 18,* 39-48.

Cohen, M. H. (1995b). The triggers of hightened parental unceratinty in chronic, life threatening childhood illness. *Qualitative Health Research, 5*(1), 63-77.

Cohen, M. H., & Martinson, I. (1988). Chronic uncertainty: It's effect on parental appraisal of child's health. *J. of Pediatric Nursing, 3,* 89-96.

Comaroff, J., & Maguire, P. (1981). Ambiguity and the search for meaning: Childhood leukemia in the modern clinical context. *Social Science & Medicine, 15,* 115-123.

Dafault, K., & Marticchio, B. C. (1985). "Hope; Its sphere and dimension". *Nursing Clinics of North America, 20*(2), 379-391.

Davenport, L. B., & Rice, M. (1995). Life-threatening situations: Supporting the child survivor and the family. *J. of Pediatric Nursing, 10*(4), 219-224.

DiIorio, C., Faherty, R., & Manteuffel, B. (1991). Cognitive perceptual factors associated with antiepileptic medication compliance. *Research in Nursing & Health, 14,* 329-338.

Glaser, B. G., & Strauss, A. L. (1978). The discovery of grounded theory. New York: AIdine Publishing Co.

Haase, J. E., & Rostad, M. (1994). Experiences of completing cancer therapy: Children's perspectives. *Oncology Nursing Forum, 21*(9), 1483-1494.

Heath, S. (1996). Childhood cancer-a family crisis 2: Coping with diagnosis. *British J. of Nursing, 5*(13), 790-793.

Hilton, B. A. (1992). Perceptions of Uncertainty: Its relevance to life-threatening and chronic illness. *Critical Care Nurse, 12*(2), 70-73.

Hockenberry, E. M., Kemp, M., & DiIorio, C. (1994). Cancer stressors and protective factors: predictors of stress experienced during treatment for childhood. *Research in Nursing & Health, 17*(5), 351-361.

Hornor, S. D. (1997). Uncertainty in mothers' care for their ill children. *J. of Advanced Nursing, 26,* 658-663.

Jerrett, M. D., & Costello, E. A. (1996). Gaining control: Parents experiences of accomodating children's asthma. *Clinical Nursing Research, 5*(3), 294-308.

Jessop, D. J., & Stein, R. K. (1985). Essential concepts in the care of children with chronic illness. *Pediatrician, 15,* 5-12

Knafle, K., & Deatrich, J. (1986). How families manage chronic conditions: An analysis of the concept of normalization. *Nursing Health, 9,* 215-222.

Kruger, S. (1992). Parents in crisis: Helping them cope with serious child. *J. of Pediatric Nursing, 7*(2), 133-140.

Lansky, S. (1985). Management of stressful periods in childhood cancer. *Pediatric Clinical North American, 32,* 625-632.

Loveys, B. J., & Klaich, K. (1991). Breast cancer: Demands of illness. *Oncology Nursing Forum, 18*, 75-80.

MacDonald, H. (1995). Chronic Renal Disease: The mother's experience. *Pediatric Nursing, 21*(6), 503-574.

Macdonald, H. (1996). Mastering uncertainty: Mothering the child with asthma. *Pediatric Nursing, 22*(1), 55-59.

Massie, R., & Massie, S.(1975). *Journey.* New York: Alfred A. Knopf.

Mast, M. E. (1995). Adult uncertainty in illness: A critical review of research. *Scholarly Inquiry for Nursing Practice: An International Journal, 9*(1), 3-29.

Martison, I. M. (1982). Impact of childhood cancer on the Chinese families. *Medicine Sociology, 4*(4), 1395-1415.

McIntosh, J. (1976). Processes of communication, information seeking and control associated with cancer. *Social Science and Medicine, 8*, 167-187.

Mckeever, P. (1981). Fathering the chronically ill child. *Maternal Child Nursing, 6*, 124-128.

Mishel, M. H. (1981). The measure of uncertainty and stress in illness. *Nursing Research, 30*, 258-263.

Mishel, M. H. (1983). Parent's perception of uncertainty concerning their hospitalized child. *Nursing Research, 32*(6), 324-330

Mishel, M. H. (1984). Perceived uncertainty and stress. *Research in Nursing & Health, 7*, 163-171.

Mishel, M. H. (1988). Uncertainty in illness. *Image; J. of Nursing Scholarship, 20*, 225-232.

Mishel, M. H. (1990). Reconceptualization of the uncertainty in illness theory. *Image; J. of Nursing Scholarship, 22*,(4),

142

256-261.

Mishel, M. H. & Braden, C. J. (1988). Finding meaning: Antecedents of uncertainty in illness. *Nursing Research, 37,* 98-103.

Mishel, M. H., & Sorenson, D. S. (1993). Revision ways of coping checklist for a clinical population. *Western J. of Nursing Research, 15*(1), 59-76.

Morse, J. M. & Field, P. A. (1995). *Qualitative Research Methods for Health Professionals.* 2nd. edition, Chapman & Hall.

Nancy C., Shart-Hopoko, Regan-Kubinski, M. J., Patricia S., Lincolin & Heverly, M. A.(1996). Problem-focused coping in HIV-infected mother in relation to self-efficacy, uncertainty, social support & psychological distress. *Image: J. of Nursing Scholar-ship, 28*(2), 107-111

Newton, C., & Mateo, M. A. (1994). Uncertainty: Strategies for patients with brain tumor and their family. *Cancer Nursing, 17*(2), 137-140.

Neylan, M. P. (1962). Anxiety. *A. J. N., 62*(5), 110.

Norton, R. W. (1975). Measurement of ambiguity tolerance. *J. of Personality Assessment, 39,* 607-619.

Oberst, M. (1993). Responce to "coping amid uncertainty: An illness trajectory perspective." *Scholarly Inquiry for Nursing Practice: An International Journal, 7,* 33-35.

Overholser, J. C., & Fritz, G. K. (1990). The impact of childhood cancer on the family. *J. of Psychosocial Oncology, 8*(4), 71-85.

Park, E. S., & Martinson, I. (1998). Socioemotional experiences of

Korean families with asthmatic children. *J. of Family Nursing, 4*(3), 291-308.

Sharkey, T.(1995). The effects of uncertainty in families with children who are chronocally ill. *Home Healthcare Nurse, 13*(4), 37-42.

Sterken, D. J. (1996). Uncertainty & coping in fathers of children with cancer. *J. of Pediatric Oncology Nursing, 13*(2), 81-88.

Struebert, H. J. & Carpenter, D. R. (2003). Qualitative Research in Nursing, 3nd., Philadelphia: Lippincott Williams & Wilkins.

Strauss, A. & Corbin, J. (1990). *Basics of Qualitative Research: Grounded theory procedures and techniques.* Sage Publications, Inc.

Wineman, N. M. (1990). Adaptation to multiple sclerosis: The role of social support, functional disability, and perceived uncertainty. *Nursing Research, 39,* 294-299.

Weiner, C., & Dodd, M. (1993). Coping amid uncertainty: An illness tracjectory perspective. *Scholarly Inquiry for Nursing Practice, 7,* 17-31.

Weitz, R. (1989). Uncertainty and the lives of persons with autoimmune deficiency syndrome. *J. of Health & Social Behavior, 30,* 270-281.

Wyler, R. S. (1974). *Cognitive organization and change: An information processing approach.* md., Lawrence Erlbaum Associates.

부 록

부록 1. 암환아 및 암환아 부모의 일반적 특성

N＝140(family number＝105)

특 성	구 분	실 수(%)	평 균	T or F
아동의 연령(세)	0-1세 미만	1(1.0%)		
	1-3세 미만	20(19.0%)		
	3-6세 미만	39(37.1%)	6.0	0.29
	6-12세 미만	31(29.5%)	(3.90)	
	12세 이상	14(13.3%)		
아동의 성별	남자	60(57.7%)		0.90
	여자	45(42.3%)		
아동의 출생순위	맏이	48(46.2%)		
	중간	14(13.5%)		
	외동	10(9.6%)		1.16
	막내	32(30.8%)		
	무응답	1		
아동의 형제 수(명)	없음	10(9.7%)		
	하나	24(23.3%)		
	둘	62(60.2%)		1.49
	셋 이상	7(6.8%)		
	무응답	2		
증상 발현 후 경과 기간(개월)	6개월 미만	43(41.6%)		
	6개월－년 미만	16(15.2%)		
	1년－3년 미만	34(32.4%)	15.6	1.27
	3년－5년 미만	10(9.5%)	(15.22)	
	5년 이상	2(1.9%)		
진단명	백혈병	67(63.5%)		
	신경아세포종	17(16.3%)		
	Wilm's 종양	4(3.8%)		1.72
	소아횡문근육종	3(2.9%)		
	기타	14(13.5%)		

특 성	구 분	실 수(%)	평 균	T or F
입원경험	없음	6(5.8%)		
	1-2회	32(31.1%)		
	3-4회	7(6.8%)		0.89
	5회 이상	58(56.3%)		
	무응답	2		
가족의 구성형태	핵가족	90(89.1%)		
	대가족	11(10.9%)		1.24
	무응답	4		
가족구성원 수(명)	3명	18(17.1%)	4.2	
	4-5명	77(73.3%)	(1.06)	0.90
	6명 이상	10(9.5%)		
부모의 성별	남자	35(25%)		
	여자	105(75%)		1.56
아버지의 연령(세)	30세 미만	7(6.6%)		
	30-39세	70(66.7%)	37.0	
	40-49세	28(26.7%)	(4.56)	0.05
	50세 이상	0(0.0%)		
어머니의 연령(세)	30세 미만	27(25.7%)		
	30-39세	67(63.8%)	33.6	
	40-49세	11(10.5%)	(4.68)	0.24
	50세 이상	0(0.0%)		
아버지의 교육 정도	중졸 이하	4(4.0%)		
	고졸	52(52.0%)		
	대졸 이상	44(44.0%)		0.94
	무응답	5		
어머니의 교육 정도	중졸 이하	9(9.1%)		
	고졸	69(69.7%)		
	대졸 이상	21(21.2%)		2.98
	무응답	6		
어머니의 직업 여부	미취업	83(87.4%)		
	시간제취업	5(5.3%)		
	전일제취업	11(7.4%)		0.56
	무응답	6		

특 성	구 분	실 수(%)	평 균	T or F
월수입 정도 (만 원)	100만 원 미만	40(38.1%)	151.6 (76.82)	4.40*
	100-200만 원	60(57.1%)		
	200만 원 이상	5(4.8%)		
부모의 종교	기독교	43(32.8%)		2.32
	천주교	9(6.9%)		
	불교	38(29.0%)		
	기타	1(0.8%)		
	없음	40(30.5%)		
	무응답	9		
의료비 지불 형태	일반	1(1.0%)		1.63
	의료보험	87(87.0%)		
	의료보호	12(12.0%)		
	무응답	5		
의료인에 대한 신뢰 정도	매우 신뢰한다	25(18.4%)	1.86 (0.46)	3.16*
	신뢰하는 편이다	105(77.2%)		
	신뢰하지 않는 편이다	6(4.4%)		
	전혀 신뢰하지 않는다	0(0.0%)		
	무응답	4		
주변의 지지 인지 정도	매우 지지를 받고 있다	24(17.5%)	2.15 (0.81)	2.41
	지지를 받고 있는 편이다	81(59.1%)		
	지지를 받지 못하는 편이다	20(14.6%)		
	전혀 지지를 받고 있지 못하다	12(8.8%)		
	무응답	3		
질병 심각성 인지 정도	매우 심각하다	36(26.1%)	1.84 (0.63)	4.55**
	심각한 편이다	92(66.7%)		
	심각하지 않은 편이다	6(4.3%)		
	전혀 심각하지 않다	4(2.9%)		
	무응답	2		

*: p<.05, **: p<.01

부록 2. 심층 면담 참여자의 일반적 특성

	참여자	불확실성 점수	연령	성별	직업	학력	환아 연령	환아 성별	진단명	증상 발현 후 경과 기간	면담 횟수
상위그룹	1	94	28세	여	주부	고졸	5세	남	백혈병	6개월	3회
	2	84	33세	여	주부	고졸	8세	여	백혈병	8개월	5회
	3	83	38세	여	주부	고졸	12세	남	백혈병	26개월	2회
	4	82	36세	여	주부	고졸	4세	남	뇌종양	5개월	1회
	5	83	36세	여	주부	고졸	12세	여	백혈병	34개월	3회
	6	83	32세	여	주부	대졸	1세	여	횡문근육양 종양	3개월	3회
하위그룹	7	41	39세	여	상업	고졸	8세	남	백혈병	48개월	1회
	8	46	45세	남	교수	대졸 이상	10세	남	임파종	5개월	1회
	9	43	42세	남	사업	고졸	8세	남	백혈병	48개월	2회
	10	49	34세	남	회사원	고졸	2세	여	뇌종양	9개월	3회

부록 3. 심층면담 참여자 상황

1. 불확실성 정도가 높은 그룹

참여자 1.

참여자 1은 6개월 전에 백혈병으로 진단받고 치료 중인 5세 된 환아의 어머니이다. 환아는 갑자기 다리가 아프다고 하여 정형외과 의원에서 관절염이라는 진단을 받고 치료하던 중 상태가 호전되지 않아 종합병원을 방문하여 백혈병으로 진단받았다. 참여자는 진단 당시 백혈병은 한 번 걸리면 사망이라는 생각을 가지고 있었기 때문에 매우 절망하였으나 의료진으로부터 70% 정도의 생존율을 듣고 희망을 가졌었다. 그러나 참여자는 환아에게 합병증이 유발되면서 거의 가망이 없다는 소리에 다시 한번 절망감과 상실감을 느꼈다. 환아 역시 사람들 만나기를 싫어하고 엄마와도 거의 말도 하지 않고 지내던 중 의외로 상태가 호전되었다. 현재 환아의 상태는 많이 호전되어 통원 치료를 받고 있고, 잘 먹지는 못하나 잘 놀고 환아의 성격도 합병증이 완화된 이후로 밝아졌다. 참여자는 환아가 합병증으로 많은 고비를 넘겨왔기 때문에 앞으로도 어떻게 될지 매우 걱정하고 있었다. 그러나 집에서는 가능한 한 잊고 지내려 노력하고 있었고 환아를 대할 때도 정상과 똑같이 대하려고 노력하고 있었다.

참여자 2.

참여자 2는 8개월 전에 백혈병으로 진단받고 치료 중인 8세 된 환아의 어머니이다. 환아는 처음에 등이 아파서 병원을 찾았는데 병원에서는 이상이 없다고 하였으나 참여자가 계속 불길한 예감이 들어 종합병원에서 검사한 후 백혈병으로 확진을 받았다. 진단을 처음 받았을 때는 1년

동안 요양원이나 수도원에서 환아와 함께 집중적인 치료를 해볼까도 생각하였으나 점차 시간이 지나면서 집에서 아무렇지도 않은 듯 지내는 것이 가장 좋은 방법이라고 생각하고 집에서 다니면서 치료를 받고 있다. 또한 환아는 임파구성 백혈병으로 초기 진단 시 심각한 상태는 아니었기 때문에 비교적 다른 환아들보다 수월하게 일차적인 항암치료를 받았다. 그러나 스케줄대로 항암치료가 다 끝났다고 했는데 골수검사상 비정상적인 백혈구가 보여 다시 방사선치료를 하기 시작했다. 그러므로 참여자는 환아가 완치될 것이라는 기대를 갖고 있으면서도 주변의 완치된 사례가 별로 없다는 것에 대해 매우 불안해하고 있었다. 무엇보다 참여자는 의료진의 무성의한 태도와 냉랭함, 무시함, 배려 등이 부족한 것 등에 대해 매우 불만족스러워하고 있는 상태이다.

참여자 3.

참여자 3은 26개월 전 백혈병으로 진단받고 이제 거의 치료가 끝나가고 있는 12세 된 환아의 어머니이다. 처음에 열이 나기 시작하여 1차 의료기관에서 늑막염이라는 진단을 받고 입원치료를 받던 중 혈액의 이상소견에 대한 이야기를 들었다. 그러나 참여자는 이때까지도 의료진이 무슨 말을 하는지 도무지 이해할 수 없는 상태였으므로 우선 의료진의 권유대로 종합병원에서 검진을 받았고 그 후, 백혈병이라는 확진을 받았다. 처음 진단 시에는 도무지 믿어지지 않았고 꿈일 거라고 생각하였다. 그러나 비교적 참여자는 빨리 자신을 추스리고 정리할 수 있었으며 환아 역시 부모의 말을 잘 따라주고, 잘 견뎌 내주어 비교적 참여자를 수월하게 해주었다. 그러나 환아는 입원 기간 중 내내 알 수 없는 고열로 고통스러웠고 참여자는 이에 대해 부모와 의료진이 매우 무력하다는 것도 절실히 느끼고 있었다. 다행히 현재는 환아가 퇴원 후 학교에도 잘 나가고 있고 앞으로 과연 완치가 될 수 있을지에 대해 막연한 불안감을 갖고 있는 상태다.

참여자 4.

참여자 4는 5개월 전 뇌종양으로 진단받고 치료 중에 있는 4세 된 환아의 어머니이다. 참여자는 환아에게서 토하는 증세가 보여 동네 의원을 다녔는데, 병원에서 얹혀서 그렇다고만 하여 별 치료 없이 약만 먹이고 있었는데 점차 환아의 증세가 악화되어 종합병원을 방문하였다. 그러나 환아는 병원에 입원하던 그날부터 구토 증상이 더욱 심하여졌고 결국은 상태가 악화되어 의식을 잃고 중환자실에 입원되었다. 의료진으로부터 이제까지 이렇게 뇌종양이 큰 아이는 처음이라는 말과 함께 매우 상태가 악화되어 있다는 설명을 들어 큰 절망감을 경험하였다. 그 후 환아는 응급으로 뇌수술을 받아 일부 종양을 제거하였고 현재는 예방적으로 척수의 방사선치료를 받고 있는 상태다. 환아는 점차 상태가 호전되어 있고 현재는 특별히 통증이 없는 한 잘 뛰어 놀고 있는 상태이다. 그러나 참여자는 완전히 제거되지 않은 종양과 상태가 악화되지는 않을까 매우 불안해하고 있었다. 또한 참여자는 경제적인 어려움을 심하게 겪고 있었는데 참여자는 자신이 길에 나앉는다 해도 끝까지 치료해 봐야겠다는 다짐을 하고는 있었으나 혹시라도 환아가 가는 그날까지 경제적으로 대주지 못할까봐 매우 암담해 하고 있었다. 참여자는 아직까지도 현재의 상황이 받아들여지지 않고 있는 상태이다.

참여자 5.

참여자 5는 34개월 전 백혈병으로 진단받고 항암치료를 받고 있는 12세 환아의 어머니이다. 처음 환아가 무릎이 아프고 자꾸 코피가 나는 증세가 있어 병원을 방문한 후 골수성 백혈병이라는 진단을 받았다. 환아는 현재 화학요법을 받고는 있으나 항암제의 부작용으로 인하여 턱의 마비증상과 말을 잘 못하는 등과 같은 신체적 고통을 경험하고 있었다. 또한 환아는 성격이 내성적이고 예민한 상태이기 때문에 정신적으로 자주 우울해하는 상태다. 이에 참여자는 환아가 짜증내는 것 때문에 환아와 마찰이 심한 상태여서 너무 힘이 들 때는 해서는 안 되는 말인 줄 알면서도 환아에게 차라리 죽으라고까지 말을 하였다. 현재 화학요법으로는 환아의 상태가 호전되는 상태는 아니어서 골수이식을 하고는 싶으나 경제적으로 매우 어려워 그 부분에 대해 매우 고통스러워하고 있다. 이에 사회복지의 불평등성에 대해 매우 불만을 갖고 있었으며 환아의 미래에 대해 그저 망연해 할 따름이었다.

참여자 6.

참여자 6은 3개월 전 횡문근육양종양이라는 매우 특이한 암으로 진단받은 1세 된 환아의 어머니이다. 환아는 평소 매우 순한 편이었는데 계속 보채고 토하는 증세가 있어 동네 의원에 다녔으나 약을 먹을 때만 증상이 가라앉고 특별히 좋아지지 않았다. 그러던 중 참여자는 환아의 복부에서 조그만한 덩어리가 만져지는 것 같아 방사선 촬영을 해 보았는데 그때 처음 의사로부터 암일지도 모른다는 이야기를 들었다. 그러나 이때 참여자는 오히려 이렇게 조그만한 아이한테 암이라는 말을 하는 의료진이 이상해 보여 그 사실을 받아들이지 않았다. 그 후 종합병원을 방문하여 처음에는 월름 종양이라는 진단을 받고 종양제거술을 받았으나 의료진으로부터 다시 그 질환이 아니라 매우 특이한 것으로 횡문근육종과 비슷한 횡문근육양종양이라는 참여자로서는 이해할 수 없는 모호한 진단을 받았고 질병 자체가 특이하기 때문에 치료의 방향도 매우 불확실하며 이제까지 성공한 사례가 없다는 말을 들었다. 그러므로 참여자는 현재 매우 낙담한 상태이고 차라리 환아와 함께 죽고 싶은 마음을 가지고 있는 상태다. 또한 참여자는 의료진의 무성의한 태도와 계획성 없는 치료 등으로 인해 매우 분개하고 있는 상태다.

2. 불확실성 정도가 낮은 그룹

참여자 7.

참여자 7은 48개월 전 백혈병으로 진단받고 현재는 거의 치료가 끝나가고 있는 8세 된 환아의 어머니이다. 처음에 참여자는 환아의 백혈병이라는 진단에 대해 공중을 떠다니는 듯한 암담함을 경험하였다. 더구나 참여자는 환아를 낳은 후 자궁외임신 경험으로 난소가 제거된 상태여서 하나밖에 없는 아이가 백혈병으로 진단받은 것에 대해 무척 당황스럽고 힘들어하였었다. 그러나 참여자는 생소한 의학적 용어와 낯선 환경에서 모르는 것은 물어가고 자신이 꼼꼼히 기록도 해 가면서 비교적 빨리 투병과정에 적응하였고, 위생관리를 철저히 한다든가 환아의 영양 보충을 위해 최선을 다하는 등 의료진이 하라는 대로 매우 충실하게 간호에 임하였다. 참여자는 환아를 대하는 것에 있어서도 환자의 상태에 적절하고 융통성 있게 환아 중심적 간호를 시행해왔고, 의료진과도 비교적 개방적 의사소통을 하고 있었다. 현재는 거의 치료가 끝난 상태이나 열이 난다거나 할 때는 다시 새로 시작해야 하는 것은 아닌가 하여 가끔은 가슴이 덜컥 내려앉음을 경험한다. 그러나 참여자는 환아가 나을 것이라는 확신을 갖고 있었으며 다행히 환아가 매우 밝은 성격이고 부모의 말을 잘 따라주는 편이어서 참여자는 이에 대해 매우 기특해하고 있었고 현재는 자신이 다른 엄마들에게 간호경험을 들려주기도 하는 상태다.

참여자 8.

참여자 8은 5개월 전 임파종으로 진단받은 10세 된 환아의 아버지이다. 처음에는 볼거리로 대수롭지 않게 생각하여 아는 성형외과 의사로부터 제거술을 받으려고 하였으나, 그 병원에서 심상치 않다는 말에 종합병원 소아과를 방문하여 임파종이라는 진단을 받았다. 참여자는 진단 시 매우 황당함을 경험하였으나 곧바로 담담하게 현실적인 질문들을 스스로에게 하면서 환아의 치료에 임하기 시작하였다. 환아는 일차 항암치료 후 종양의 크기가 작아지지 않아 다시 재치료를 시도하여 종양이 없어지는가 싶었는데 또다시 재발하여 현재 골수이식을 고려 중에 있는 상태이다. 참여자는 처음부터 지금까지 크게 힘들지는 않았으나 최근 상태의 악화와 재발로 점차 완치율이 감소됨에 따라 약간 불안함을 경험하고 있다. 참여자는 의료진의 결정에 대해서는 신뢰감을 갖고 있었으며 환아의 치료 방향의 결정에 있어서도 자신도 참여하여 함께 알고 가기를 원하고 있었고 의료진에 대해서도 비교적 긍정적인 태도를 갖고 있었다. 환아를 대함에 있어서도 환아가 항암치료로 인하여 토하고 먹지 못할 때 강제로 먹이려 하기보다는 환아의 의사를 존중하는 융통성을 보이는 편이었다. 현재 참여자는 현실을 있는 그대로 받아들여 담담하게 대처해 가고 있는 상태이다.

참여자 9.

참여자 9는 4년 전 백혈병 진단을 받은 8세 된 환아의 아버지이다. 처음 진단을 받았을 때는 믿어지지 않았으나 곧 현실을 직시하고 담당의에게 질병 과정과 치료방법에 대해 물은 후 그대로 실천하였고 민간요법과 같은 다른 유혹은 근절 시킨 채 충실히 환아의 치료에 임하고 있었다. 참여자는 의료진에 대한 믿음이 현재의 좋은 결과를 가져왔다고 생각하고 있다. 현재는 환아의 치료가 거의 끝나가는 시점에 있기는 하나 여전히 정상아이들보다 기온의 변화 등에 민감하게 반응하는 것에 대해 약간은 불안해하고 있다. 그러나 환아를 대할 때는 환아가 아프다고 하여 다 받아주지 않고 매우 엄하게 양육하고 있었다.

참여자 10.

참여자 10은 9개월 전 신경아세포종으로 진단 받은 2세 된 환아의 아버지이다. 참여자는 우연히 환아의 질병을 알게 되었는데, 처음 진단 시에는 매우 정신이 없었으나 완치율이 높다는 의료진의 설명에 안심되었고 현재 경제적인 어려움을 겪고는 있으나 사회복지과의 도움을 받고 있는 상태고 계속 치료해보겠다는 의지를 가지고 있다. 처음 의료진으로부터 받은 설명이 환아의 간호에 매우 큰 도움이 되고 있으며 앞으로 환아의 치료 과정에 있어서도 의료진과 함께 발맞추어 진행하려고 생각하고 있다. 참여자는 환아가 집에서 열이 날 때 가장 어려웠다고 말하였다. 참여자는 환아의 질병 발병 후 다니던 성당에도 나가지 않고 종교적인 믿음이 사라졌다고 하였다. 어떻게 해야 할지를 모르겠고 힘이 들 때는 길게 생각하지 않으려 하며 그때그때 생활에 충실하게 살려고 노력하고 있다.

· 저자 ·

오원옥
吳苑玉

· 약 력 ·

고려대학교 간호학과 졸업
고려대학교 대학원 간호학 석사
고려대학교 대학원 간호학 박사

고려대학교 병원 간호사
대한아동간호학회 출판이사
(현) 한국간호과학회 논문심사위원
(현) 한국간호과학회 홍보위원
(현) 대한아동간호학회 논문심사위원
(현) 동국대학교 간호학과 조교수

· 주요논저 ·

「질적연구방법론」
「건강사정」
「장애 부모의 불확실성, 사회적지지 및 무력감」
「암환아 부모의 질병에 대한 불확실성, 자기효능감 및 대처 정도」
「천식환아 어머니의 돌봄 유형」
「입원아동 어머니의 치료적 놀이 요구 및 어머니가 지각한
　간호사의 치료적 놀이 수행정도」
「만성질환 아동과 가족에 관한 국내 연구 동향」
외 다수

암환아 부모의 불확실성에 대한 이해
(Uncertainty in Parents of Children with Cancer)

• 초판 발행	2006년 1월 30일
• 2쇄 발행	2006년 7월 31일
• 지 은 이	오원옥
• 펴 낸 이	채종준
• 펴 낸 곳	한국학술정보㈜
	경기도 파주시 교하읍 문발리 526-2
	파주출판문화정보산업단지
	전화 031) 908-3181(대표) · 팩스 031) 908-3189
	홈페이지 http://www.kstudy.com
	e-mail(e-Book사업부) ebook@kstudy.com
• 등 록	제일산-115호(2000. 6. 19)
• 가 격	10,000원

ISBN 89-534-4964-2 93510 (Paper Book)
　　　 89-534-4965-0 98510 (e-Book)